Dwarikanath Rout
Avinash Tiwari
Nihar Ranjan Mohanty

Flexibilidade do músculo da barriga da perna

AF167916

Dwarikanath Rout
Avinash Tiwari
Nihar Ranjan Mohanty

Flexibilidade do músculo da barriga da perna

Eficácia do exercício excêntrico e do alongamento estático

ScienciaScripts

Imprint

Any brand names and product names mentioned in this book are subject to trademark, brand or patent protection and are trademarks or registered trademarks of their respective holders. The use of brand names, product names, common names, trade names, product descriptions etc. even without a particular marking in this work is in no way to be construed to mean that such names may be regarded as unrestricted in respect of trademark and brand protection legislation and could thus be used by anyone.

Cover image: www.ingimage.com

This book is a translation from the original published under ISBN 978-620-6-17764-7.

Publisher:
Sciencia Scripts
is a trademark of
Dodo Books Indian Ocean Ltd. and OmniScriptum S.R.L publishing group

120 High Road, East Finchley, London, N2 9ED, United Kingdom
Str. Armeneasca 28/1, office 1, Chisinau MD-2012, Republic of Moldova, Europe
Printed at: see last page
ISBN: 978-620-7-23736-4

Conteúdo

A FLEXIBILIDADE DOS MÚSCULOS DA BARRIGA DA PERNA

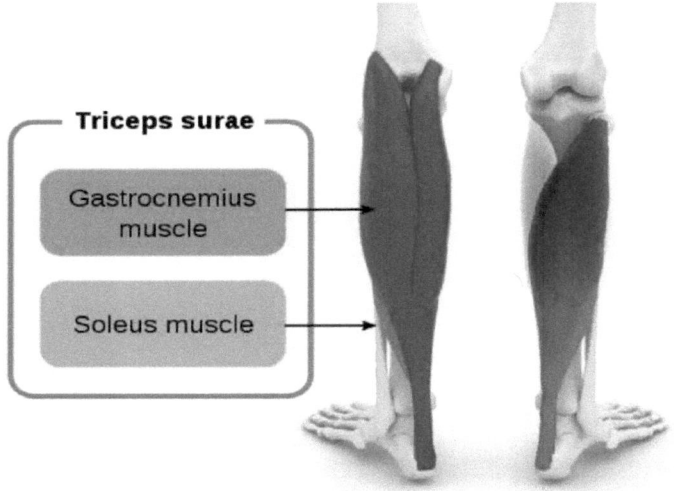

DEDICADO AO PAPÁ E AO SENHOR BISWARANJAN

Dwarikanath Rout

RECONHECIMENTO

Antes de mais, gostaria de agradecer a Deus Todo-Poderoso por me ter dado a força, o conhecimento, a capacidade e a oportunidade de prosseguir com êxito. Depois, gostaria de agradecer a todas as pessoas que tornaram o meu trabalho possível. Aproveito esta oportunidade para estender a minha sincera gratidão e apreço a todas as pessoas preciosas que contribuíram de muitas formas para o sucesso deste trabalho de estudo.

*No momento da realização, estou grato ao meu estimado **Prof. Shyamal Koley, Professor e Diretor do Departamento de Fisioterapia da Universidade Guru Nanak Dev, Amritsar**. É um prazer genuíno expressar-lhe o meu profundo sentimento de gratidão por me ter dado inspiração contínua e conselhos valiosos para realizar o meu trabalho de investigação. Como tinha uma agenda muito preenchida, disponibilizou-se sempre para esclarecer as minhas dúvidas e considero uma grande oportunidade trabalhar sob a sua orientação e aprender com ele e com a sua valiosa experiência.*

*No momento da realização, estou grata à minha estimada supervisora, **Sra. Sandeep Kaur, (MPT), Professora Assistente, Departamento de Fisioterapia, Universidade Guru Nanak Dev, Amritsar**, que me ajudou imensamente e prestou os seus valiosos conselhos, tempo precioso, conhecimentos e informações relevantes relativamente à recolha de dados e cujas sugestões e orientações me esclareceram sobre este assunto.*

Tenho o privilégio de agradecer a todos os meus respeitados professores do departamento pela sua orientação, sugestão, encorajamento e apoio no presente estudo.

Estou grata ao meu pequeno mundo que é a minha família.

Estou muito grata a todos os participantes que me apoiaram e colaboraram muito no meu trabalho de investigação.

*Os meus agradecimentos especiais a todos os meus amigos, especialmente a **Sanchika, Raina, Swati, Vikram e Abhishek**, não só por me terem encorajado, mas também pelo seu interesse em conhecer o meu trabalho.*

*Estou muito grato aos meus **superiores Biswaranjan Das, Nihar Ranjan Mohanty e Avinash Tiwari** por me terem ajudado, apoiado e encorajado.*

Gostaria também de estender os meus sinceros agradecimentos ao pessoal não docente do departamento, que me ajudou a realizar este projeto com sucesso.

Dwarikanath Rout

CAPÍTULO-1

INTRODUÇÃO

A flexibilidade é a capacidade de um músculo se alongar e permitir que uma articulação (ou mais do que uma articulação em série) se desloque através de um movimento (ADM) e a perda de flexibilidade é uma diminuição da capacidade de um músculo para atuar. A flexibilidade muscular é um aspeto importante da função humana normal. Uma flexibilidade adequada é importante para manter o equilíbrio, a agilidade e a função músculo-esquelética. A rigidez das articulações e a tensão muscular diminuem o desempenho atlético e aumentam as lesões músculo-esqueléticas. A flexibilidade ajuda a melhorar o desempenho nos domínios geral e atlético (Sudhakar S et al., 2016).

A flexibilidade é uma aptidão física e é frequentemente avaliada a partir da amplitude de movimento das articulações (Herris, M.L. 1996; Alter, M. J. 1996). É definida como "a execução de movimentos suaves e extensos das articulações do corpo" (Herris et al., 1996; Takada et al., 1998). Os relatórios sobre a importância da flexibilidade têm-se centrado na contribuição para a prevenção de lesões e para a melhoria do desempenho desportivo (Yamamoto T. et al., 1996; Witvrouw & Lysen, 2000; Sharon & Susan, 1993). A flexibilidade é considerada um elemento essencial do funcionamento biomecânico normal no desporto (Hopper, Decan & Das et al., 2005; Huston et al., 1996). A literatura refere uma série de benefícios associados à flexibilidade, incluindo a melhoria do desempenho atlético, a redução do risco de lesões, a prevenção ou redução da dor pós-exercício e a melhoria da coordenação (Pope, Herbert & Krwan, 2000).

Os fisioterapeutas avaliam regularmente a flexibilidade dos tecidos moles de um doente para ajudar nas decisões clínicas relativas a intervenções terapêuticas adequadas. Muitos tratamentos utilizam manobras de alongamento estático para manter o comprimento ou alongar o tecido conjuntivo. Pensa-se que a tensão passiva que se desenvolve num músculo não contraído (passivo) quando alongado resulta dos elementos de tecido conjuntivo elástico em série e elástico paralelo do músculo esquelético (Cole GK et al.,1996).

Estes componentes específicos incluem o tendão do músculo, as ligações da ponte cruzada, as proteínas da miofibrilha e o tecido conjuntivo do músculo (epimísio e endomísio). Uma vez que estes elementos do tecido conjuntivo são viscoelásticos, o estiramento deve induzir alterações dependentes do tempo e da velocidade, desde que a duração do estiramento seja suficiente (Leveau B. F. et al., 1992).

O músculo da barriga da perna é composto pelos músculos gastrocnémio e sóleo, que se ligam ao tendão calcâneo forte (Aquiles) (Biel e Dorn, 2005). Desempenha um papel importante no controlo postural e na marcha. A tensão muscular da barriga da perna (ou seja, diminuição da flexibilidade ou aumento da rigidez) está associada a uma diminuição da dorsiflexão do tornozelo, bem como a muitas perturbações, como dores nas canelas, tendinite de Aquiles, fascite plantar e entorses musculares e articulares (Middleton e Kolodin, 1992).

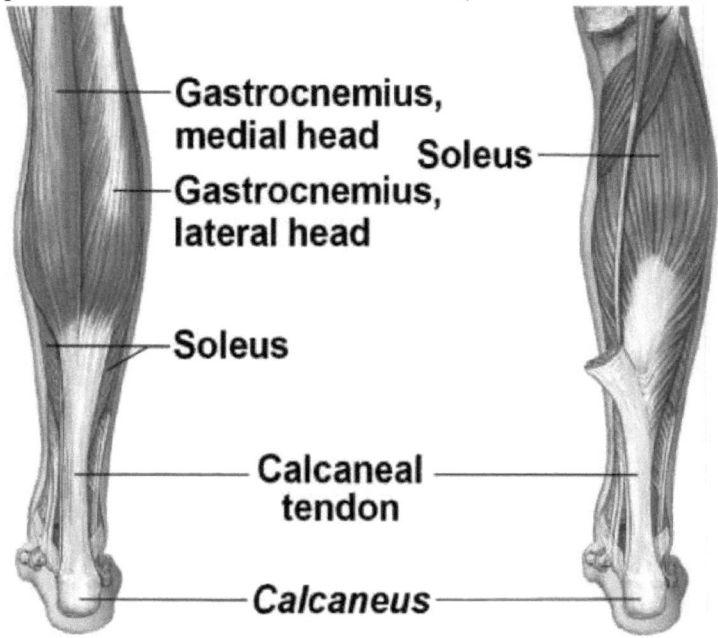

FIGURA 1.1 Orientação dos músculos da barriga da perna

A redução da amplitude de movimento de dorsiflexão do tornozelo (DFROM) pode afetar a marcha e a atividade física e está associada a quedas (Johnson et al., 2007). Com base em análises cinemáticas da marcha normal, são necessários 5 a 10 graus de dorsiflexão do tornozelo para passar da posição intermédia para a posição terminal (Neumann, 2010). São necessárias maiores amplitudes de movimento (ADM) para actividades rápidas, como correr e saltar, durante as quais a dorsiflexão máxima do tornozelo aumenta para aproximadamente 20 graus na posição média (Novacheck, 1998). Por conseguinte, a falta de capacidade de progredir da posição média para a posição terminal encurta o comprimento da passada, produz instabilidade e contribui para a redução da velocidade da marcha (Hunter et al., 2004).

Para além disso, as alterações da marcha podem levar a alterações compensatórias, como o aumento da pronação ou a elevação precoce do calcanhar (Karas e Hoy, 2002). Por este motivo, é importante identificar intervenções de fisioterapia bem sucedidas para melhorar a ADM do tornozelo

(Johnson et al., 2007).

Foram propostos vários factores que contribuem para a elevada incidência de lesões nos membros inferiores, incluindo factores não modificáveis como a idade, o sexo e lesões anteriores (Pope et al., 2000).

Existem algumas provas de que a utilização de um programa de alongamentos precoce para aumentar a flexibilidade pode reduzir o tempo até ao regresso ao desporto (Mason D. et al., 2007 e Malliaropoulos et al., 2004). No entanto, o principal benefício dos alongamentos parece ser um aumento da flexibilidade (Harvey L et al., 2002), com a maioria dos estudos a sugerir que os alongamentos são ineficazes na redução do risco de lesões (Yeung EW et al., 2001), da dor muscular pós-exercício (Herbert RD et al., 2011) ou na melhoria do desempenho (Rubini EC, 2007 e Shrier I et al.,2004).

Muitos estudos anteriores demonstraram que os exercícios de alongamento dos músculos da barriga da perna, bem como o aquecimento antes da participação em actividades desportivas, aumentam a dorsiflexão do tornozelo e reduzem os sintomas de tensão muscular da barriga da perna (Thacker et al., 2004). Pensa-se que os benefícios do alongamento incluem um aumento da flexibilidade nos músculos tensos da barriga da perna que, subsequentemente, reduz o risco de lesões associadas à tendinite de Aquiles e à tensão do gastrocnémio, melhora a prevenção de lesões desportivas e pode influenciar positivamente as actividades funcionais da vida diária (Gajdosik, 2006).

O alongamento estático é um dos métodos de alongamento mais seguros e mais comuns utilizados para medir o comprimento muscular (Weijer et al., 2003). Este tipo de alongamento é aplicado lenta e gradualmente com uma força relativamente constante para evitar provocar um reflexo de alongamento. A literatura defende que um alongamento estático de 30 segundos com uma frequência de 3 alongamentos repetidos por sessão única é suficiente para aumentar o comprimento muscular (William D Bandy et al., 1996).

As intervenções de alongamento para aumentar a flexibilidade dos músculos da barriga da perna incluíram alongamentos estáticos (SS), alongamentos balísticos, facilitação neuromuscular proprioceptiva, treino excêntrico (ET) e treino com prancha de equilíbrio (Samukawa et al., 2001).

O alongamento estático é efectuado colocando os músculos no seu maior comprimento possível e mantendo essa posição durante um período de tempo (Anderson B et al., 1991).

O alongamento estático tem sido a estratégia mais utilizada, uma vez que é relativamente fácil de executar, não requer muito tempo nem esforço, tem um baixo risco de lesões e tem mostrado resultados positivos na melhoria da flexibilidade (Aquino et al., 2010).

O alongamento estático assenta os músculos nas suas posições alongadas e mantém essas posições durante um determinado período de tempo (Kisner e Colby, 2002), e demonstrou aumentar a ADM de forma eficaz e segura em torno da articulação (Power et al, 2004). O aumento da flexibilidade após uma única sessão de alongamentos dura apenas cerca de 30 minutos (de Weijer VC et al, 2003; O'Sullivan et al, 2009; Spernoga SG et al, 2001; Ford P et al, 2007). Este aumento a curto prazo deve-se principalmente a alterações temporárias do comportamento viscoelástico (Davis DS et al, 2005)

Um programa de alongamentos efectuado regularmente durante várias semanas resulta em melhorias significativas na amplitude de movimento (ADM), no entanto, esses aumentos de flexibilidade não parecem reduzir o risco de lesões (Chan SP et al, 2001; Bandy WD et al, 1998)

No entanto, verificou-se que os alongamentos estáticos têm efeitos negativos na força muscular máxima, no equilíbrio e nos tempos de reação, bem como na potência das pernas (Yamaguchi e Ishii, 2005).

Contracções excêntricas/treino que permitem que o músculo se alongue naturalmente e no seu estado relaxado, este alongamento é conseguido fazendo com que o sujeito contraia excentricamente o músculo antagonista para mover a articulação através de toda a amplitude disponível de forma lenta e controlada para esticar o grupo muscular agonista (Russell & William, 2004). É uma melhor estratégia de treino para melhorar a flexibilidade e também capaz de aumentar a força e proteger contra lesões musculares (Daniel, Janaina & Michael, 2007).

Em contrapartida, o treino excêntrico consiste em realizar um alongamento ativo da unidade músculo-tendão (Alfredson e Lorentzon, 2000), e estudos recentes indicaram que o treino excêntrico pode aumentar o desempenho desportivo ou funcional (Nelson e bandy, 2004).

1.2 OBJECTIVOS

• Verificar a eficácia dos alongamentos estáticos para melhorar a flexibilidade dos músculos da barriga da perna em estudantes universitários.

• Verificar a eficácia do treino excêntrico para melhorar a flexibilidade dos músculos da barriga da perna em estudantes universitários.

• Comparar a eficácia dos alongamentos estáticos e do treino excêntrico para melhorar a flexibilidade dos músculos da barriga da perna em estudantes universitários

1.3 HIPÓTESE

HIPÓTESE NULA

A hipótese nula a ser testada é que o Alongamento Estático e o Treino Excêntrico não têm diferença significativa na melhoria da flexibilidade muscular da barriga da perna e na amplitude de movimento do tornozelo.

HIPÓTESE ALTERNATIVA

A hipótese é que o alongamento estático e o treino excêntrico podem influenciar a flexibilidade do músculo da barriga da perna e a amplitude de movimento do tornozelo.

1.4 DEFINIÇÃO OPERACIONAL

ALONGAMENTO ESTÁTICO - É considerado o padrão de ouro para medir a flexibilidade. Alonga o músculo até à tolerância e mantém a posição durante um período de tempo. (William D. Bandy, 2004).

TREINO ECENTRÍFICO - É definido como um movimento lento, o tratamento progride adicionando carga e não velocidade. (R Bahr,2007).

FLEXIBILIDADE DO MÚSCULO DA CALFADA - A flexibilidade do músculo é a capacidade de um músculo se alongar, permitindo que uma articulação se mova através da amplitude de movimento. Uma boa flexibilidade muscular permite que o tecido muscular se adapte mais facilmente ao stress imposto e permite um movimento eficiente e eficaz

CAPÍTULO 2
REVISÃO DA LITERATURA
De acordo com **Hee Jin Jang, Sign Yeop Kim (2014)**, realizaram um estudo para determinar a duração da manutenção da flexibilidade muscular da barriga da perna obtida em jovens adultos com tensão muscular da barriga da perna. Mediram-na através da amplitude de movimento de dorsiflexão ativa e passiva do tornozelo após 3 intervenções de alongamento. Foram utilizados 20 indivíduos com tensão muscular na barriga da perna e foram efectuados alongamentos estáticos e treino excêntrico em superfície estável e treino excêntrico em superfície instável com um intervalo de 24 horas entre as sessões. As intervenções foram efectuadas durante 200 segundos. Concluíram que houve uma melhoria significativa na flexibilidade dos músculos da barriga da perna e na amplitude de movimento de dorsiflexão passiva e do tornozelo no treino excêntrico em superfície estável e no treino excêntrico em grupos instáveis, em comparação com o alongamento estático.

De acordo com **Yamaguchi T e K. Ishii (2005)**, realizaram um estudo para esclarecer o efeito do alongamento estático durante 30 segundos e do alongamento dinâmico na potência de extensão da perna. Onze estudantes saudáveis do sexo masculino realizaram alongamentos estáticos e dinâmicos em cinco grupos musculares dos membros inferiores e sem alongamentos em dias separados. A força de extensão da perna foi medida antes e depois dos protocolos de alongamento. Verificou-se que era significativamente maior do que os outros dois e também sugeriu que os alongamentos estáticos durante 30 segundos não melhoram nem reduzem o desempenho muscular.

De acordo com **Bandy WD e Irion JM (1998)**, efectuaram um estudo para comparar os efeitos do alongamento estático e dinâmico na flexibilidade dos isquiotibiais. Foram seleccionados 58 indivíduos com flexibilidade limitada dos isquiotibiais, que foram distribuídos por 3 grupos diferentes. Um grupo realizou movimentos dinâmicos 5 dias por semana, o segundo grupo realizou um alongamento estático de 30 segundos, 5 dias por semana e o terceiro grupo serviu de grupo de controlo e não fez alongamentos. Os dados foram registados antes e depois da intervenção. Concluiu-se que um alongamento estático de 30 segundos era mais eficaz do que a amplitude dinâmica de movimentos.

De acordo com **Beedle B e et al (2008)**, realizaram um estudo de pré-teste em que os alongamentos estáticos e dinâmicos não afectam a força máxima. Pretendiam descobrir a diferença significativa entre o alongamento estático, o alongamento dinâmico e a ausência de alongamento. Para o alongamento estático, foram efectuadas três repetições durante 15 segundos, cada uma separada por 10 segundos de descanso. Para o alongamento dinâmico, foram

10

efectuadas três séries de 30 segundos, com 10 segundos de repouso entre séries. Concluíram que não houve diferença significativa entre os tratamentos.

De acordo com **GM Despino (2000)**, realizaram um estudo com o objetivo de determinar a duração do ganho de flexibilidade dos isquiotibiais, após a cessação do protocolo de alongamento estático agudo. Foram utilizados 30 indivíduos do sexo masculino com flexibilidade limitada dos isquiotibiais. Foi iniciado um aquecimento e, após o aquecimento, foram efectuados 4 alongamentos estáticos de 30 segundos com 15 segundos de descanso. Sugeriram que este alongamento estático melhorou a flexibilidade dos isquiotibiais, mas este efeito durou apenas 3 minutos após a interrupção do protocolo de alongamento.

De acordo com **Nelson RT e Bandy WD (2004)**, este efectuou uma investigação para determinar a flexibilidade de homens do ensino secundário após um programa de exercícios excêntricos de 6 semanas. Também comparou a flexibilidade dos isquiotibiais antes e depois da intervenção de alongamentos estáticos. O estudo envolveu um total de 69 indivíduos com flexibilidade limitada dos isquiotibiais. Concluiu que há um aumento da amplitude de movimento da extensão do joelho, ou seja, a flexibilidade dos isquiotibiais aumenta e tanto o alongamento estático como o treino excêntrico têm o mesmo efeito.

De acordo com **Nicola Maffulli (2008)**, realizaram um estudo para avaliar o efeito dos exercícios de fortalecimento excêntrico em pacientes atletas com tendinopatia de Aquiles. Foram seleccionados 45 pacientes atletas com tendinopatia unilateral e foram-lhes aplicados exercícios progressivos e graduais de fortalecimento excêntrico da barriga da perna durante 12 semanas. Concluíram que os exercícios de fortalecimento excêntrico actuam como uma opção viável no tratamento da tendinopatia de Aquiles.

De acordo com **Nelson RT (2006)**, ele efectuou um estudo para comparar o efeito imediato do alongamento estático, do treino excêntrico e da ausência de alongamento na flexibilidade dos isquiotibiais em atletas do ensino secundário e universitário. 75 atletas foram distribuídos aleatoriamente por um dos três grupos. O alongamento estático foi efectuado durante 30 segundos e o protocolo de treino excêntrico através de uma gama completa de movimentos. Concluiu que os ganhos no grupo de treino excêntrico foram significativamente superiores aos do grupo de alongamento estático.

De acordo com **Samukawa M, Hattori M (2011)**, realizaram um estudo para determinar o efeito do alongamento dinâmico nas propriedades do tendão do músculo flexor plantar do tornozelo através da utilização de ultra-sons. Foram seleccionados 20 indivíduos saudáveis do sexo masculino e foi-lhes pedido que fizessem alongamentos do flexor plantar durante 30 segundos e que repetissem 5 séries. Observaram que os alongamentos dinâmicos se revelaram eficazes no aumento da flexibilidade da articulação do tornozelo. O alongamento dinâmico do flexor plantar foi considerado um meio eficaz de alongar os tecidos tendinosos.

De acordo com **V Paschalis et al (2007)**, realizaram um estudo para examinar o efeito do exercício excêntrico no sentido da posição e no ângulo de reação articular. 12 mulheres foram submetidas a uma sessão de exercício isocinético dos membros inferiores. O sentido da posição e o ângulo de reação articular foram examinados antes, imediatamente após, 24, 48 e 72 horas após o exercício. Concluiu-se que o sentido da posição e a reação articular foram afectados de forma semelhante pelo exercício excêntrico.

De acordo com **Bandy WB et al (1998)**, propuseram um estudo para comparar a duração do alongamento estático na amplitude de movimento articular e na flexibilidade do músculo isquiotibial. 75 indivíduos com idades compreendidas entre os 21 e os 37 anos e com flexibilidade limitada dos isquiotibiais foram distribuídos aleatoriamente em 4 grupos: 15, 30, 60 segundos e o quarto grupo não fez alongamentos. A amplitude de movimento foi determinada antes e depois de 6 semanas de programa de alongamento. Concluiu-se que 30 segundos de alongamento foi um tempo de alongamento eficaz para aumentar a flexibilidade do músculo isquiotibial.

De acordo com **NN Mahieu et al (2008)**, realizaram um estudo para investigar se o treino excêntrico afecta as propriedades mecânicas das propriedades do tecido do tendão do músculo flexor plantar. Pegaram em 74 indivíduos saudáveis e dividiram-nos em 2 grupos, um grupo de treino excêntrico e um grupo de controlo. Realizaram um programa de treino excêntrico de 6 semanas para o músculo da barriga da perna. Revelaram que a amplitude de movimento de dorsiflexão aumentou significativamente no grupo de treino excêntrico. Concluíram que um programa de treino excêntrico resulta em alterações de algumas propriedades mecânicas do músculo flexor plantar.

Segundo **Bandy WD (1997)**, ele propôs um estudo para determinar o tempo e a frequência ideais de alongamentos estáticos para aumentar a flexibilidade do músculo isquiotibial. O estudo envolveu 93 indivíduos que tinham uma flexibilidade limitada do músculo isquiotibial. A alteração da flexibilidade pareceu depender da duração e da frequência dos alongamentos. Sugeriu que uma duração de 30 segundos é uma quantidade de tempo eficaz para manter um alongamento do músculo isquiotibial de modo a aumentar a amplitude de movimento.

De acordo com **Kieran O'Sullivan, Sean McAuliffe, Neasa DeBurca (2012)**, esta revisão sistemática foi efectuada para examinar as provas de que o treino excêntrico demonstrou eficácia como meio de melhorar a flexibilidade dos membros inferiores. Métodos de avaliação e síntese dos estudos Foram pesquisadas sistematicamente seis bases de dados electrónicas por dois revisores independentes para identificar ensaios clínicos aleatórios que comparassem a eficácia do treino excêntrico com uma intervenção diferente ou com um grupo de controlo sem intervenção. Foram incluídos estudos que avaliaram a flexibilidade utilizando tanto a amplitude de movimento articular (ADM) como o comprimento do fascículo muscular (FL). Seis estudos preencheram os critérios de inclusão/exclusão e foram avaliados utilizando a escala de Pedro. As diferenças entre os músculos estudados e as medidas de resultados utilizadas não permitiram uma análise conjunta. Os seis estudos, em três grupos musculares diferentes, demonstraram que o treino excêntrico pode melhorar a flexibilidade dos membros inferiores, avaliada através da ADM articular ou da FL muscular. É necessária mais investigação para comparar o aumento da flexibilidade obtido após o treino excêntrico com o obtido com alongamentos estáticos e outras intervenções de exercício.

Segundo **Daniela Nice Ferreira, Janaina Luciano Labanca et al (2007)**, realizaram um estudo para determinar a eficácia dos exercícios de alongamento e do treinamento excêntrico na flexibilidade dos isquiotibiais. O objetivo do presente estudo foi investigar comparativamente a eficácia do treinamento excêntrico e do alongamento estático no ganho de flexibilidade, utilizando um protocolo diferente de treinamento excêntrico. Participaram deste estudo 13 indivíduos com média de idade de 23,15±1,72 anos. Os indivíduos foram treinados 3 vezes por semana durante 6 semanas e foi efectuada uma análise comparativa pré-pós. Observou-se que tanto o alongamento estático como o treino excêntrico resultaram nos mesmos ganhos não significativos na flexibilidade do músculo isquiotibial. Provavelmente, o treino excêntrico é uma melhor estratégia de treino, não só para aumentar a flexibilidade, mas também para aumentar a força e proteger contra lesões musculares.

Segundo **Diulian M Medeiros, Anelize Cini, Graciele Sbruzzi, Claudia S Lima (2016)**, o objetivo do presente estudo foi investigar a influência do alongamento estático na flexibilidade dos isquiotibiais em adultos jovens saudáveis por meio de revisão sistemática e meta-análise. A estratégia de busca incluiu as bases de dados MEDLINE, Pedro, Cochrane CENTRAL, EMBASE, LILACS e busca manual desde o início até junho de 2015. Foram incluídos estudos de ensaios clínicos randomizados e controlados que compararam o alongamento estático com o grupo de controlo e avaliaram a amplitude de movimento (ADM). Por outro lado, foram excluídos os estudos que trabalharam com populações especiais, como crianças, idosos, atletas e pessoas com qualquer disfunção/doença, bem como os artigos que utilizaram a perna contralateral como grupo de controlo ou que não realizaram alongamentos estáticos. A meta-análise foi dividida de acordo com três tipos de testes. Foram incluídos dezanove estudos dos 813 artigos identificados. Em todos os testes, os resultados favoreceram os alongamentos estáticos em comparação com o grupo de controlo: elevação passiva da perna direita (12,04; IC 95%: 9,61 a 14,47), teste passivo de extensão do joelho (8,58; IC 95%: 6,31 a 10,84) e teste ativo de extensão do joelho (8,35; IC 95%: 5,15 a 11,55). Em conclusão, os alongamentos estáticos foram eficazes para aumentar a flexibilidade dos isquiotibiais em jovens adultos saudáveis.

De acordo com **Prachi R Patel, Apeksha O Yadav (2013)**, realizaram um estudo para comparar o efeito do alongamento estático (SST) versus o treino excêntrico (ECT) no aumento da flexibilidade do músculo isquiotibial em enfermeiros hospitalares saudáveis. Desenho: Estudo experimental prospetivo. Participantes e resultados: 30 enfermeiras saudáveis foram divididas alternadamente em dois grupos iguais. Os sujeitos do Grupo A foram tratados com SST e os sujeitos do Grupo B foram tratados com ECT. As medidas de resultado foram registadas no primeiro e no sétimo dia, medindo o ângulo poplíteo/teste de extensão ativa do joelho com um goniómetro. Resultados: Na análise estatística, o ângulo poplíteo do primeiro dia de ambos os grupos foi medido e considerado não significativo com p= 0,465, ao passo que no sétimo dia ambos os grupos mostraram um aumento estatisticamente significativo do ângulo poplíteo com p= 0,017, mas a análise intergrupos mostrou que o grupo A era estatisticamente mais significativo do que o grupo B com p= 0,000. Conclusão: Pode concluir-se que o SST e o ECT melhoram o ângulo poplíteo, ou seja, a flexibilidade dos isquiotibiais e previnem lesões musculares. O SST resultou numa melhoria máxima em comparação com o ECT na flexibilidade dos isquiotibiais.

De acordo com **S Sudhakar, G MOHAN Kumar (2016)**, realizaram um estudo para comparar os efeitos do alongamento estático e do treino excêntrico na flexibilidade dos isquiotibiais em atletas universitários do sexo masculino. Foram seleccionados 30 indivíduos com idades compreendidas entre os 18 e os 25 anos. Apenas indivíduos atléticos do sexo masculino, tensão bilateral dos isquiotibiais por limitação na extensão do joelho de 20 ° ou mais com o quadril em 90 ° de flexão, conforme determinado pelo teste de extensão passiva do joelho. Foram seleccionados 2 grupos. O grupo A foi tratado com alongamentos estáticos e o grupo B foi tratado com treino excêntrico. Os resultados mostram que o treino excêntrico apresentou uma melhoria maior do que os alongamentos estáticos. O estudo revela que existe uma diferença significativa entre o alongamento estático e o treino excêntrico no tratamento de indivíduos com tensão bilateral dos isquiotibiais.

De acordo com **Kevin M Cross, Ted W Worre (1999), realizaram** um estudo com o objetivo de comparar o número de distensões musculotendinosas dos grupos musculares isquiotibiais, quadríceps, adutores da anca e gastrocnémio-sóleo antes e depois da incorporação de um programa de alongamentos estáticos para cada grupo muscular. Analisaram a incidência de distensões musculotendinosas entre os jogadores de uma equipa de futebol universitário da Divisão III entre 1994 e 1995. Todas as variáveis foram consistentes entre as duas épocas, exceto a incorporação de um programa de alongamentos dos membros inferiores em 1995. A nossa análise estatística indica uma associação entre a incorporação de um programa de alongamentos estáticos e uma diminuição da incidência de distensões musculotendinosas em jogadores de futebol universitário da Divisão III.

De acordo com **Joke Kokkonen et al (1998)**, que efectuaram um estudo para determinar o músculo agudo que inibe o desempenho da força máxima, é largamente conjecturado que o aumento da flexibilidade irá promover melhores desempenhos e reduzir a incidência de lesões. Consequentemente, os exercícios de alongamento destinados a aumentar a flexibilidade são regularmente incluídos nos programas de treino e nas actividades de aquecimento pré-evento da maioria dos atletas. Além disso, os estudos que tentaram estabelecer a influência dos alongamentos no desempenho investigaram principalmente os efeitos de programas de alongamento crónicos ou a longo prazo, em vez dos benefícios de alongamentos agudos efectuados imediatamente antes do evento. Por exemplo, Dintiman (1964) verificou que o desempenho de sprint melhorava quando um regime de alongamento era incluído no treino regular de sprint.

De acordo com **Warren Young et al (2001)**, realizaram um estudo para explorar os efeitos agudos do alongamento estático, do alongamento PNF e da contração voluntária máxima na produção de força explosiva e no desempenho de saltos. Enquanto a combinação de corrida e alongamento foi mais eficaz para aumentar a ADM do tornozelo, o alongamento não acrescentou nada à corrida para diminuir a rigidez musculotendinosa (MTEN). Embora os alongamentos sejam geralmente eficazes para induzir alterações agudas e crónicas na ADM, os seus efeitos sobre a rigidez dos MTEN e a rigidez ideal para o desempenho físico não são tão claros. Foi demonstrado que oito semanas de treino de alongamentos estáticos do grupo muscular peitoral resultaram numa diminuição de 7,2% da rigidez do MTEN, medida por uma técnica de oscilação. Este facto foi acompanhado por um aumento significativo do desempenho no supino.

De acordo com **Dylan Morrisser et al (2011)**, realizaram um estudo para explorar o efeito do treino excêntrico e concêntrico do músculo da barriga da perna na rigidez do tendão de Aquiles, em indivíduos sem tendinopatia. Trinta e oito atletas recreativos completaram 6 semanas de treino excêntrico (6 homens, 13 mulheres, 21,6±2,2 anos) ou concêntrico (8 homens, 11 mulheres, 21,1 ±2,0 anos). A rigidez do tendão de Aquiles, o módulo do tendão e a altura do salto com uma perna foram medidos antes e depois da intervenção. A adesão ao exercício foi registada através de um diário. Todos os dados são apresentados como média ± DP. Os grupos foram equiparados em termos de altura e peso, mas o grupo de treino excêntrico era mais ativo no início do estudo (P<0,05). A rigidez do tendão era mais elevada no grupo treinado excentricamente na linha de base em comparação com o grupo treinado concentricamente (20,9 ±7,3 N/mm v 13,38 ±4,66 N/mm; P = 0,001) e diminuiu significativamente após o treino excêntrico (para 17,2 (±5,9) N/mm (P = 0,035)). Não se registou qualquer alteração da rigidez no grupo concêntrico (P = 0,405). Foi encontrada uma correlação inversa entre a redução inicial e subsequente da rigidez (r = -0,66). A altura do salto não se alterou e não foi observada qualquer correlação entre a alteração da rigidez e a aderência em nenhum dos grupos (r = 0,01). Seis semanas de treino excêntrico podem alterar a rigidez do tendão de Aquiles, enquanto um programa concêntrico correspondente não apresenta efeitos semelhantes.

De acordo com **Stasinopoulos Dimitrios et al (2012)**, realizaram um estudo para investigar a eficácia do treino excêntrico e do treino excêntrico com exercícios de alongamento estático no tratamento da tendinopatia patelar. Quarenta e três pacientes que tinham tendinopatia patelar por pelo menos três meses. Foram divididos em dois grupos por distribuição alternativa. O grupo A (n = 22) foi tratado com treino excêntrico do tendão patelar e exercícios de alongamento estático do quadricípite e dos isquiotibiais e o grupo B (n = 21) recebeu treino excêntrico do tendão patelar. Todos os doentes receberam cinco tratamentos por semana durante quatro semanas. A dor e a função foram avaliadas utilizando a pontuação VISA-P na linha de base, no final do tratamento (semana 4) e seis meses (semana 24) após o final do tratamento. No final do tratamento, registou-se um aumento da pontuação VISA-P em ambos os grupos em comparação com a linha de base (P<0,0005, teste t emparelhado). Houve diferenças significativas na pontuação VISA-P entre os grupos no final do tratamento (+14; 10 a 18) e no seguimento de seis meses (+19; 13 a 24); o treino excêntrico e os exercícios de alongamento estático produziram o maior efeito (P<0,0005, ANOVA unidirecional). O treino excêntrico e os exercícios de alongamento estático são superiores ao treino excêntrico isolado para reduzir a dor e melhorar a função em doentes com tendinopatia patelar no final do tratamento e no seguimento.

De acordo com **Mohd Waseem, Shibili Nuhmani, CS Ram, Faheem Ahmad (2009)**, realizaram um estudo para investigar e comparar o efeito do alongamento estático (SST) e do treino excêntrico (ECC) no ângulo poplíteo, ou seja, na flexibilidade dos isquiotibiais em universitários indianos saudáveis do sexo masculino. Vinte universitários indianos saudáveis do sexo masculino com tensão nos isquiotibiais foram divididos aleatoriamente em dois grupos iguais. Os indivíduos do grupo A foram tratados com SST, enquanto os do grupo B foram tratados com treino excêntrico com TheraBand preto de 3 pés. O tratamento foi efectuado durante 5 dias consecutivos e a medição de acompanhamento foi feita no 8º dia. O resultado foi medido em termos de ângulo poplíteo/teste de extensão ativa do joelho. Pode concluir-se que o alongamento estático e o programa de treino excêntrico melhoram o ângulo poplíteo, ou seja, a flexibilidade dos isquiotibiais, e melhoram o desempenho atlético. O alongamento estático resultou numa melhoria máxima em comparação com o treino/contração excêntrica na flexibilidade dos isquiotibiais.

De acordo com **Nur-Hasanah Ruslan et al (2014), realizaram** um estudo para explorar o efeito do treino excêntrico com TheraBand na flexibilidade dos isquiotibiais em pessoas idosas. Este estudo experimental utiliza uma análise comparativa do pré e pós-treino. Um total de 29 idosos do sexo feminino (idade: 78 ± 8 anos; altura: $1,57 \pm 0,3$ m) participaram deste estudo. Foram divididos em grupo experimental e grupo de controlo. O grupo experimental foi submetido a um programa de exercícios excêntricos utilizando TheraBand amarelo duas vezes por semana durante 6 semanas. A flexibilidade dos isquiotibiais foi medida utilizando o goniómetro com o teste 90/90 dos isquiotibiais. O grupo experimental mostra uma diferença significativa na flexibilidade dos isquiotibiais esquerdo e direito após o regime de treino ($P < 0,05$). Este estudo mostra que o treino excêntrico usando TheraBand melhora a flexibilidade dos isquiotibiais.

De acordo com **James W Youdas, David A Krause, Kathleen S Egan, Terry M Therneau, Edward R Laskowski (2003), realizaram** um estudo para examinar os efeitos de um programa de 6 semanas de alongamento estático da unidade músculo-tendão da barriga da perna (MTU) na amplitude de movimento de dorsiflexão ativa do tornozelo (ADFROM) em indivíduos saudáveis. O alongamento estático da unidade músculo-tendão da barriga da perna é frequentemente prescrito para aumentar a flexibilidade em doentes com tecidos conjuntivos encurtados ou para manter a ADFROM em indivíduos saudáveis. A ADFROM ativa foi medida com um goniómetro universal. Os participantes foram distribuídos aleatoriamente pelo grupo 1, sem controlos de alongamento, indivíduos do grupo 2 alongados durante 30 segundos; indivíduos do grupo 3 alongados durante 1 minuto; indivíduos do grupo 4 alongados durante 2 minutos. Os resultados deste estudo mostram que um programa de 6 semanas de alongamentos estáticos uma vez por dia, até 2 minutos, não é suficiente para aumentar a ADFROM ativa em indivíduos saudáveis.

De acordo com **Diulian M Medeiros, Anelize Cini, Graciele Sbruzzi, Claudia S Lima (2016)**, realizaram um estudo para investigar a influência do alongamento estático na flexibilidade dos isquiotibiais em adultos jovens saudáveis por meio de revisão sistemática e meta-análise. Foram incluídos estudos de ensaios clínicos randomizados e controlados que compararam o alongamento estático com grupo controle, e avaliaram a amplitude de movimento (ADM). Por outro lado, foram excluídos os estudos que trabalharam com populações especiais, como crianças, idosos, atletas e pessoas com qualquer disfunção/doença, bem como artigos que utilizaram a perna contralateral como grupo de controlo ou que não realizaram alongamentos estáticos. Os resultados favoreceram os alongamentos estáticos em comparação com o grupo de controlo: elevação passiva da perna direita (12,04; IC 95%: 9,61 a 14,47), teste passivo de extensão do joelho (8,58; IC 95%: 6,31 a 10,84) e teste ativo de extensão do joelho (8,35; IC 95%: 5,15 a 11,55). Em conclusão, os alongamentos estáticos foram eficazes para aumentar a flexibilidade dos isquiotibiais em jovens adultos saudáveis.

CAPÍTULO-3

MATERIAIS E MÉTODOS

3.1 TAMANHO DA AMOSTRA: Foram seleccionados 40 indivíduos

3.2 AMOSTRAGEM: amostragem conveniente

3.3 DESENHO DO ESTUDO: Desenho experimental.

3.4 FONTE DE DADOS: Universidade Guru Nanak Dev, Amritsar.

3.5 CRITÉRIOS DE SELECÇÃO DE TEMAS

CRITÉRIOS DE INCLUSÃO

- Estudantes do sexo masculino na faixa etária dos 18 aos 25 anos.

- Indivíduos assintomáticos com tensão muscular na barriga da perna.

- Indivíduos que não conseguiram alcançar uma dorsiflexão passiva do tornozelo com uma amplitude de movimento inferior a 10 graus.

- Sujeitos dispostos a participar no estudo.

CRITÉRIOS DE EXCLUSÃO

- Sem lesões no tornozelo, anca ou membro inferior durante, pelo menos, 6 meses antes da lesão.

- Não referir antecedentes de doenças ortopédicas ou neurológicas do tornozelo, costas e membros inferiores.

- Não ter participado em actividades desportivas (por exemplo, aeróbica, corrida ou exercício) menos de 4 horas antes do teste.

- Sem historial de doenças cardiovasculares ou doenças respiratórias.

3.6 VARIÁVEL INDEPENDENTE:

- Alongamento estático

- Exercício excêntrico

3.7 VARIÁVEL DEPENDENTE:

- Flexibilidade dos músculos da barriga da perna

3.8 MEDIDAS DE RESULTADO:

1. Amplitude de movimento de dorsiflexão ativa do tornozelo

2. Amplitude de movimento de dorsiflexão passiva do tornozelo

3.9 MÉTODO DE RECOLHA DE DADOS:

Este estudo foi um ensaio experimental aleatório. Foram seleccionados 40 indivíduos, confirmados pelo especialista no assunto, com base nos critérios de exclusão e inclusão. Os sujeitos assinaram o formulário de consentimento e concordaram em participar em três sessões de teste separadas por duas semanas.

3.10 INSTRUMENTAÇÃO

• Haste antropométrica - As hastes antropométricas são feitas de **latão**. São utilizadas para medir a altura.

• Máquina de pesagem - É um dispositivo para medir o peso ou a massa. Também são conhecidas como balanças de massa, balanças de peso, balanças de massa e balanças de peso.

• Goniómetro Universal - A goniometria é uma competência de avaliação essencial na prática músculo-esquelética, sendo as medidas resultantes utilizadas para determinar a presença ou ausência de disfunção, orientar intervenções de tratamento e gerar provas da eficácia do tratamento (Gajdosik e Bohannon, 1887; Russel et al., 2003). Os goniómetros universitários são a forma mais comum de goniómetro utilizado na prática clínica. São facilmente acessíveis, relativamente baratos, portáteis e fáceis de utilizar (Croxford et al., 1998).

• Dinamómetro de mão - Os dinamómetros de mão são geralmente pequenos e portáteis e medem a força objetivamente em quilogramas, libras ou newtons. O médico segura o dinamómetro manual entre a sua mão que aplica a força e o segmento do membro do doente. O médico estabiliza o segmento do membro enquanto encoraja o doente a exercer a maior força possível contra o dispositivo e a força máxima é registada pelo dinamómetro manual. Estes dispositivos demonstraram ter uma fiabilidade boa a excelente em diferentes populações (Andrews (1991); Bohannon & Andrews (1987); Stark et al., (2004). No entanto, num único teste, podem avaliar a força de um doente apenas num ângulo articular, em vez de o fazerem através de toda a ADM do doente. Embora esta técnica forneça uma ferramenta crucial para a quantificação clínica da força articular numa posição estática fixa (isométrica), não pode medir as propriedades das avaliações dinâmicas do desempenho muscular.

3.11 PROCEDIMENTO

Medições da amplitude de movimento de dorsiflexão do tornozelo (DFROM)

A DFROM do tornozelo é definida como o ângulo entre o eixo proximal (da cabeça do perónio ao maléolo lateral) e o eixo distal (da base à cabeça do 5º metatarso). A flexibilidade do músculo da barriga da perna, determinada pela amplitude de movimento de dorsiflexão passiva do tornozelo (PDFROM) e pela amplitude de movimento de dorsiflexão ativa (ADFROM), foi medida no tornozelo de intervenção, atribuído por ordem aleatória. Os indivíduos foram colocados em posição supina numa mesa de tratamento com os joelhos totalmente estendidos. O investigador fixou a tíbia e o perónio da extremidade inferior com correias de 10 cm de largura para evitar o movimento do joelho. O tornozelo de intervenção foi mantido numa posição neutra da articulação subtalar durante as medições e os sujeitos foram instruídos a não prestar assistência ativa. Inicialmente, os sujeitos flectiram os músculos da barriga da perna o mais possível. De seguida, os investigadores empurravam para trás com a força suficiente para encontrar uma tensão notável no músculo da barriga da perna. Cada medição foi repetida três vezes e a média foi utilizada para a análise estatística. Todas as medições goniométricas universais pré-pós-intervenção foram efectuadas no tornozelo de intervenção pelo mesmo examinador, de modo a garantir uma boa fiabilidade intra-examinador para o DFROM do tornozelo. Além disso, foi aplicado um dinamómetro manual (Dualer IQ the smarter inclinometer; JTECH Medical, Salt Lake City, EUA) para manter uma resistência constante na gama de altura máxima à frente da planta do pé. Os examinadores que efectuaram as medições não tinham conhecimento do objetivo do estudo e os examinadores apresentavam uma elevada fiabilidade.

Todos os sujeitos receberam duas intervenções com a mesma perna, aplicadas numa ordem aleatória: Alongamento estático e treino excêntrico.

Cada intervenção teve um intervalo de pelo menos 24 horas entre elas, de modo a minimizar qualquer efeito de arrastamento. Foram utilizados dois tipos de alongamento em cada intervenção: o músculo da barriga da perna esticado e ambos os joelhos direitos, e dobrar ligeiramente o joelho para maximizar a ativação do músculo sóleo. Todas as três intervenções foram efectuadas durante 200 segundos (tempo total de alongamento: 150 segundos, tempo total de repouso: 50 segundos).

GRUPO -A (ALONGAMENTOS ESTÁTICOS): Foram utilizados dois tipos de alongamentos estáticos. O sujeito estava de pé com uma perna à frente da perna de intervenção, colocando a mão contra a parede, e movia-se lentamente em direção à parede dobrando mais a perna da frente, mantendo o joelho da perna de intervenção direito com o calcanhar pressionado no chão. Os sujeitos mantêm o músculo da barriga da perna esticado ao máximo em cada posição durante 30 segundos, seguidos de um intervalo de descanso de 10 segundos. O alongamento foi repetido
5 vezes.

GRUPO - B (EXERCÍCIO EXCÊNTRICO): A intervenção inicia-se a partir da posição vertical do corpo, e de pé, com todo o peso do corpo sobre a metade anterior do pé, com a articulação do tornozelo em flexão plantar, levantada pela perna não intervencionada. Em seguida, o tornozelo da perna de intervenção é baixado até à dorsiflexão total e regressa à sua posição original com a ajuda da perna de não intervenção. A carga do músculo da barriga da perna de intervenção foi efectuada de forma excêntrica. O treino foi efectuado com 15 repetições de 50

segundo em 3 séries (3* 15 repetições).

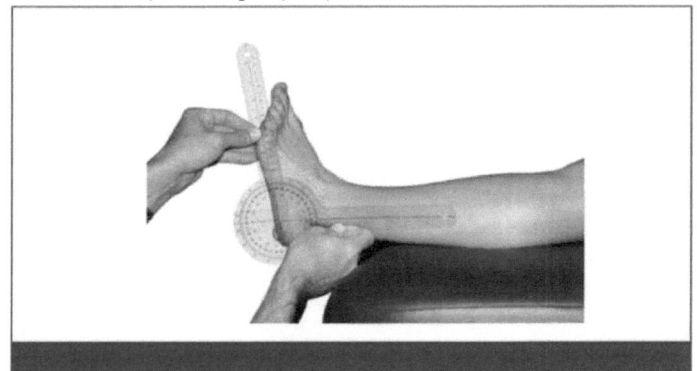

FIGURA 3.1 Goniómetro para medir a ADM de dorsiflexão do tornozelo

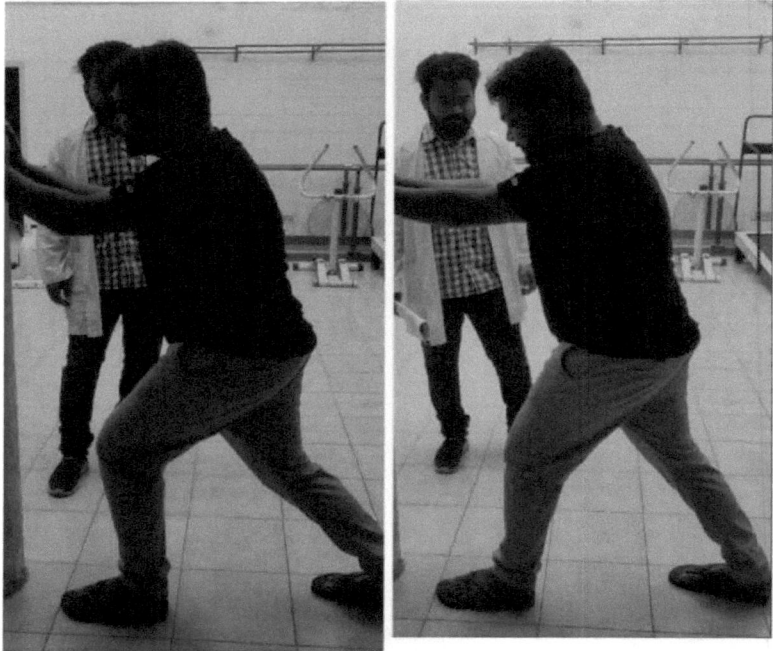

FIGURA 3.2 Alongamento estático do Grupo A

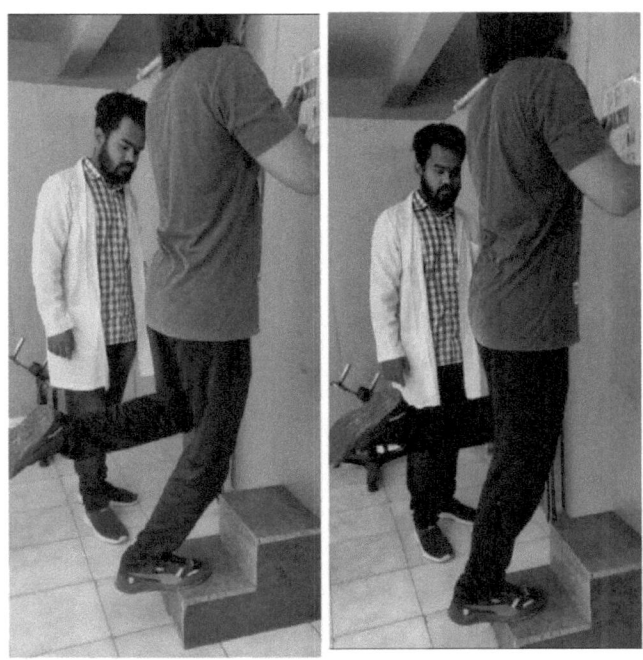

FIGURA 3.3 Grupo B Treino excêntrico numa superfície estável

PROCEDIMENTO

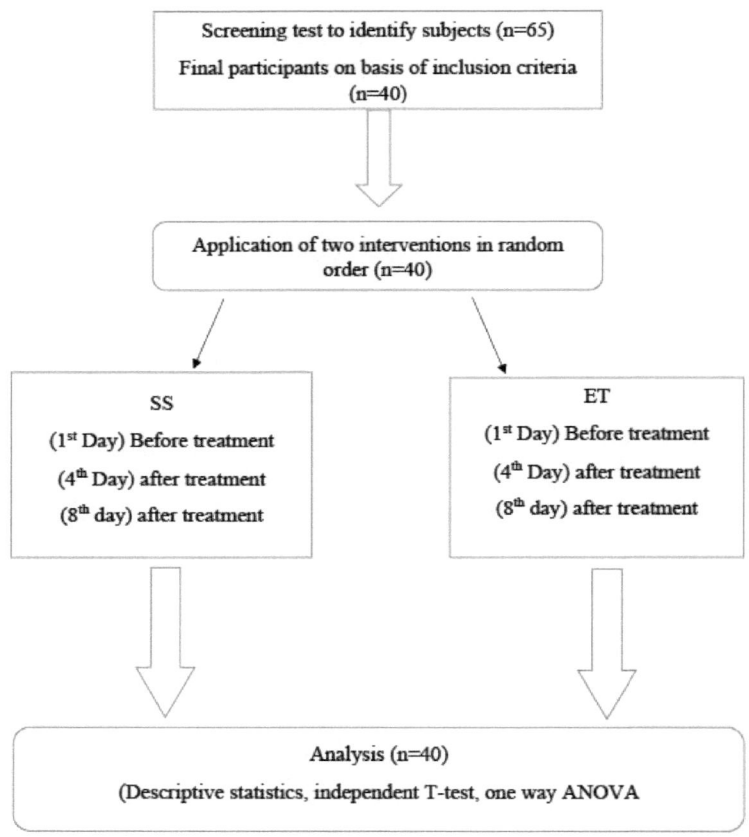

Teste de seleção para identificar os sujeitos (n=65) Participantes finais com base nos critérios de inclusão (n=40)

Aplicação de duas intervenções por ordem aleatória (n=40)

SS

(1º dia) Antes do tratamento (4º dia) após o tratamento (8º dia) após o tratamento

ET

(1º dia) Antes do tratamento (4º dia) após o tratamento (8º dia) após o tratamento

Análise (n=40) (Estatística descritiva, teste T independente, ANOVA de uma via

3.12 MEDIDAS ANTROPOMÉTRICAS

3.12.1 ALTURA (barra antropométrica)

Procedimento

É o comprimento do corpo. A distância vertical é tomada do vértice ao chão. O vértice é o ponto mais alto da cabeça quando esta se encontra no plano horizontal de Frankfort. As unidades de medida da altura são em cms.

3.12.2 PESO (balança)

Procedimento

Mede o peso do corpo com o mínimo de roupa, quando o intestino está vazio e é medido na máquina de pesagem. A leitura é efectuada na escala de leitura do aparelho de pesagem em Kgs.

3.12.3 IMC (derivado)

Procedimento

O índice de massa corporal é calculado dividindo o peso em quilogramas pela altura do indivíduo em metros. Por conseguinte, é representado por kg/m^2.

3.13 ANÁLISE ESTATÍSTICA

Foram determinadas estatísticas descritivas (média ± desvio-padrão) para as variáveis diretamente medidas e derivadas. O teste t de Student (teste t independente) foi aplicado para comparar os dados entre dois grupos. Foi utilizada uma ANOVA unidirecional para determinar a relação dentro do grupo. Todos os dados foram determinados com recurso ao SPSS (Statistical Package for Social Science) versão 21.0. Foi utilizado um nível de probabilidade de 5% ($p < 0,05$) para indicar a significância estatística. As várias fórmulas estatísticas, que foram utilizadas para a análise dos dados actuais, são apresentadas a seguir:

3.13.1 Média aritmética ($^\wedge X$)

A média aritmética é a média de toda a gama de dados obtida através da soma de todos os itens e da divisão deste total pelo número de itens, e é dada pela seguinte fórmula:

$$MEAN = \frac{\Sigma X}{N}$$

ΣX = Soma de todas as variáveis

N = Número total de todas as variáveis

3.13.2 Desvio-padrão (DP)

Indica o grau de desvio ou dispersão dos dados registados em relação à média. É dado pelas fórmulas:

$$SD = \sqrt{\frac{\overline{\Sigma(X-X)}}{N}}$$

Onde,

DP = Desvio Padrão

X = Variável individual

$\bar{X}$ = Média das variáveis

3.13.3 Erro padrão (SE)

Permite medir a magnitude do erro de amostragem. É calculado a partir da seguinte fórmula:

$$S.E = \frac{SD}{\sqrt{N}}$$

Onde,

DP = Desvio Padrão

N = Número total de variáveis

3.13.4 Teste t de Student

a) Teste t independente

Compara dois grupos diferentes de sujeitos que participam em condições diferentes. É calculado utilizando a fórmula

$$t = \frac{\bar{X}_1 - \bar{X}_2}{\sqrt{\dfrac{s_1^2}{N_1} + \dfrac{s_2^2}{N_2}}}$$

Onde, X1 é a média do grupo A

S1 é o desvio-padrão do grupo A

N1 é a dimensão da amostra do grupo A

X2 é a média do grupo B

S2 é o desvio-padrão do grupo B

N2 é a dimensão da amostra no grupo B

3.13.5 Teste ANOVA unidirecional

Foi utilizada uma ANOVA unidirecional para diferentes concepções de sujeitos. É um teste de parâmetros utilizado para comparar resultados de 3 ou mais condições, com diferentes concepções de sujeitos. É um teste de parâmetro utilizado para comparar resultados de 3 ou mais condições, com grupos de sujeitos diferentes e não equiparados em cada condição. Apenas indica se existem diferenças gerais não especificadas nos resultados das 3 condições. A tabela seguinte é formada:

Source of Variation	Sum of Squares	Degrees of Freedom	Mean Squares (MS)	F
Within	$SSW = \sum_{j=1}^{k} \sum_{j=1}^{l} (X - \bar{X}_j)^2$	$df_w = k - 1$	$MSW = \dfrac{SSW}{df_w}$	$F = \dfrac{MSB}{MSW}$
Between	$SSB = \sum_{j=1}^{k} (\bar{X}_j - \bar{X})^2$	$df_b = n - k$	$MSB = \dfrac{SSB}{df_b}$	
Total	$SST = \sum_{j=1}^{n} (\bar{X}_j - \bar{X})^2$	$df_t = n - 1$		

CAPÍTULO-4

RESULTADOS, ANÁLISES E QUADROS

Tabela 4.1: apresenta as estatísticas descritivas das variáveis antropométricas e das variáveis de medida de resultado na flexibilidade muscular da barriga da perna. Esta tabela destaca a (média ± DP), o valor t e o valor p entre o Grupo A e o Grupo B, que são os seguintes. O Grupo B apresenta valores médios mais elevados para a idade (23,6±2,16), altura (169,7±4,03), peso (70,8±4,83), IMC (24,5±1,43) em comparação com o Grupo A para a idade (23,7±2,36), altura (169,6±4,66), peso (69,8±6,69), IMC (24,2±2,20), respetivamente. Registaram-se diferenças estatisticamente significativas na idade t=0,07, altura t= 0,18, peso t= 0,51 e IMC t= 0,55.

	GRUPO UM ALONGAMENTO ESTÁTICO		GRUPO B EXERCÍCIO EXCÊNTRICO			
Variáveis	Média	Std. Desvio	Média	Desvio Std. Desvio	valor t	valor p
IDADE	23.70	2.364	23.65	2.16	.070	.945
ALTURA	169.68	4.66	169.70	4.031	-.018	.986
PESO	69.83	6.691	70.80	4.830	-.512	.611
IMC	24.26	2.20	24.58	1.43	-.550	.585

TABLE 1   *1 Média dos dados descritivos*

A TABELA 4.2 mostra a análise descritiva da dorsiflexão ativa: a média e o desvio-padrão no dia 1 eram de 6,80±1,056. Após 2 semanas de tratamento, verificámos um aumento significativo da média e do desvio padrão, ou seja, 8,15±1,04, respetivamente. Após o tratamento, ou seja, após 4 semanas de tratamento, a média e o desvio-padrão aumentaram para 9,85±1,26. A significância estatística foi registada, uma vez que o valor de p é 0,001 e o valor de F é 36,83.

VARIÁVEIS	MEIO	SD	F-VALOR	VALOR P
Dia 1	6.80	1.056		
2ª semana	8.15	1.040		
4th semana	9.85	1.268	36.831	.001

TABLE 2   *2 Comparação no Grupo A - Dorsiflexão ativa*

TABELA 4.3: apresenta a análise descritiva da dorsiflexão passiva: a média e o desvio padrão no dia 1 eram de 7,35±0,08. Após 2 semanas de tratamento, verificámos um aumento significativo da média e do desvio padrão, ou seja, 9,45±1,27, respetivamente. Após o tratamento, ou seja, após 4 semanas de tratamento, a média e o desvio-padrão aumentaram para 11,70±1,41. A significância estatística foi registada, uma vez que o valor de p é 0,001 e o valor de F é 57,52.

VARIÁVEIS	MEIO	SD	VALOR F	VALOR P
Dia 1	7.35	0.089		
2ª Semana	9.45	1.276	57.528	0.001
4th Semana	11.70	1.418		

TABLE 3   *3 Comparação no grupo A- Dorsiflexão passiva*

TABELA 4.4: mostra a análise descritiva para a dorsiflexão ativa: a média e o desvio padrão no dia 1 eram de 8,30±0,86. Após 2 semanas de tratamento, verificámos um aumento significativo da média e do desvio padrão, ou seja, 10,40±1,14, respetivamente. Após o tratamento, ou seja, após 4 semanas de tratamento, a média e o desvio padrão aumentaram para 11,90±1,16. A significância estatística foi registada porque o valor de p é 0,001 e o valor de F é 73,92.

VARIÁVEIS	MEIO	SD	F-VALOR	VALOR P
Dia 1	8.30	.865		
2ª semana	10.40	1.142	73.929	0.001
4th semana	11.90	1.165		

TABLE 4   *4 Comparação no grupo B- Dorsiflexão ativa*

A TABELA 4.5 mostra a análise descritiva para a dorsiflexão passiva: a média e o desvio padrão no dia 1 eram de 8,80±1,005. Após 2 semanas de tratamento, verificámos um aumento significativo da média e do desvio padrão, ou seja, 11,30±1,129, respetivamente. Após o tratamento, ou seja, após 4 semanas de tratamento, a média e o desvio-padrão aumentaram para 13,50=1,235. A significância estatística foi registada porque o valor de p é 0,001 e o valor de F é 87,07.

VARIÁVEIS	MEIO	SD	F-VALOR	VALOR P
Dia 1	8.80	1.005		
2ª semana	11.30	1.129	87.075	0.001
4th semana	13.50	1.235		

TABLE 5   *5 Comparação no Grupo B - dorsiflexão passiva*

A TABELA 4.6 mostra a análise descritiva da dorsiflexão ativa. A média e o desvio padrão no primeiro dia foram superiores no grupo B (7,35±1,08) em relação ao grupo A (6,80±1,05) com uma diferença estatisticamente significativa t = 1,62 e um valor de p de 0,11. Após 2 semanas de tratamento, a diferença média foi mais elevada no grupo B (9,45±1,28) do que no grupo A (8,15±1,04) com uma diferença estatisticamente significativa t = 3,53 e um valor de p de 0,001. Após 4 semanas de tratamento, a média foi mais elevada no grupo B (11,70±1,42) do que no grupo A (9,85±1,26) com uma diferença

29

estatisticamente significativa t = 4,35 e um valor de p de 0,001.

Variáveis	GRUPO A ALONGAMENTO ESTÁTICO		GRUPO B EXERCÍCIO EXCÊNTRICO		valor t	Valor P e
	Média	Std. Desvio	Média	Std. Desvio		
ADFROM1D	6.80	1.056	7.35	1.089	-1.62	.113
ADFROM2W	8.15	1.040	9.45	1.28	-3.53	.001
ADFROM4W	9.85	1.268	11.70	1.42	-4.35	.001

TABLE 6   *6 Comparação da amplitude de movimento de dorsiflexão ativa*
entre o Grupo A
e o Grupo B

TABLE 7   7 mostra a análise descritiva para a Dorsiflexão Passiva, a média no dia 1 foi maior no grupo B (8,80±1,005) do que no grupo A (8,30±0,86) com diferença estatisticamente significativa t = 1,69 e valor de p é 0,100. Após 2 semanas de tratamento, a média foi mais elevada no grupo B (11,30±1,13) do que no grupo A (10,40±1,14) com uma diferença estatisticamente significativa t = 2,51 e um valor de p de 0,17. Após 4 semanas de tratamento, a média foi mais elevada no grupo B (13,50±1,24) do que no grupo A (11,90±1,16) com uma diferença estatisticamente significativa t = 1,24 e um valor de p de 0,001.

Variáveis	GRUPO A ALONGAMENTO ESTÁTICO		GRUPO B ECCENTRIC EXERCÍCIO		valor t	valor p
	Média	Std. Desvio	Média	Std. Desvio		
PDFROM1D	8.30	.865	8.80	1.005	-1.69	.100
PDFROM2W	10.40	1.142	11.30	1.13	-2.51	.017
PDFROM4W	11.90	1.165	13.50	1.24	-4.21	.001

TABELA 4.7 Comparação da amplitude de movimento de dorsiflexão passiva
entre o Grupo A e o Grupo B

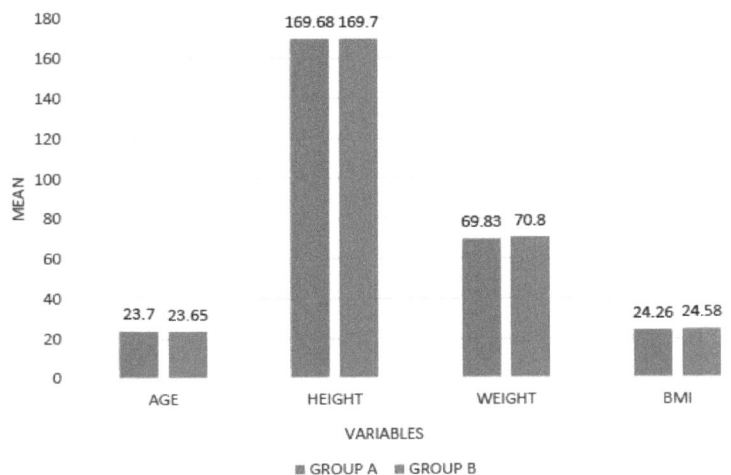

FIGURE 4.1 MEAN VALUE OF DESCRIPTIVE DATA

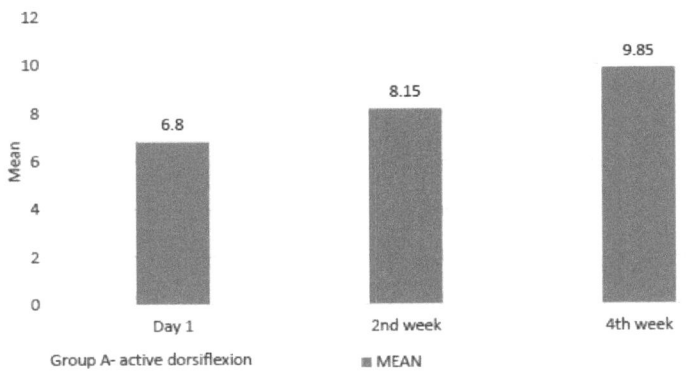

FIGURE 4.2 COMPARISON WITHIN GROUP A - ACTIVE DORSIFLEXION

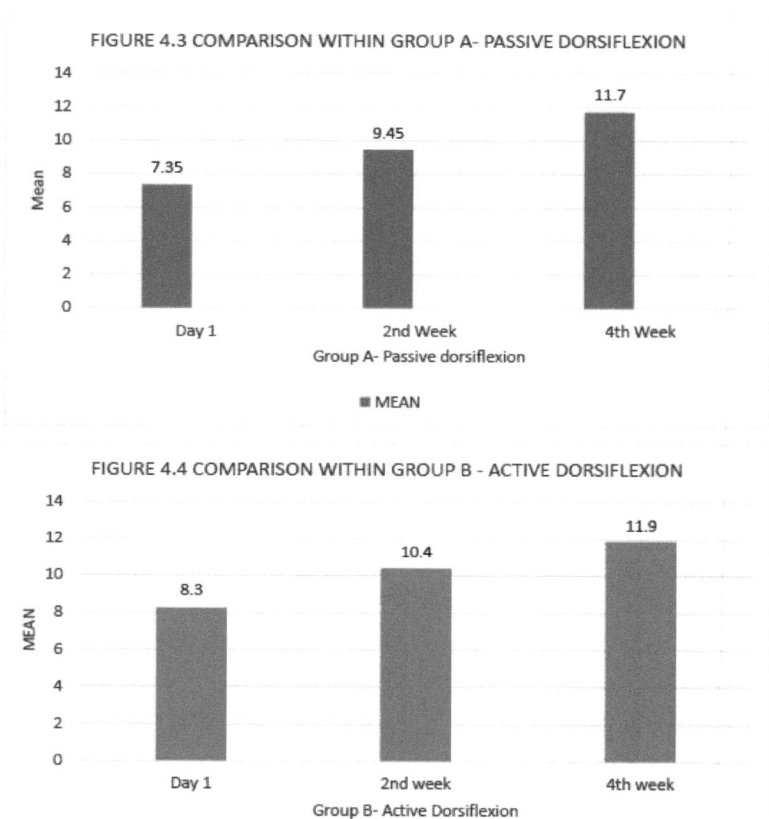

FIGURE 4.3 COMPARISON WITHIN GROUP A- PASSIVE DORSIFLEXION

FIGURE 4.4 COMPARISON WITHIN GROUP B - ACTIVE DORSIFLEXION

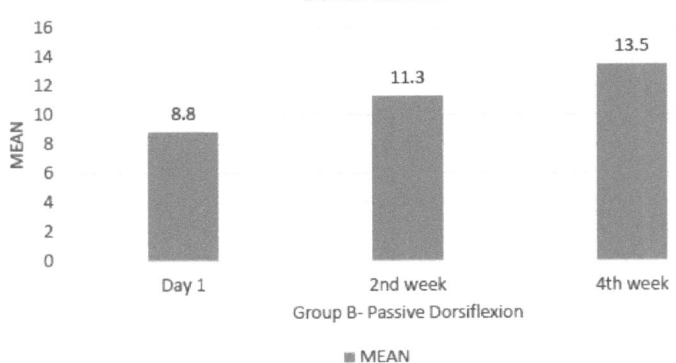

FIGURE 4.5 COMPARISON WITHIN GROUP B - PASSIVE DORSIFLEXION

COMPARAÇÃO ENTRE O GRUPO A E O GRUPO B

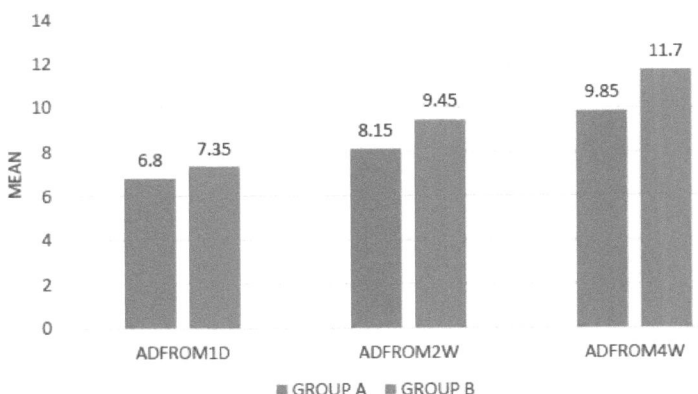

FIGURE 4.6 MEAN OF ACTIVE DORSIFLEXION RANGE OF MOTION

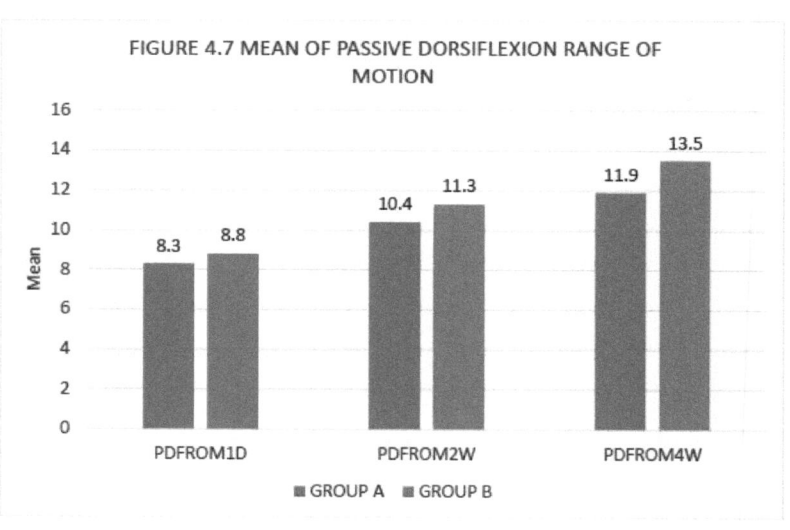

FIGURE 4.7 MEAN OF PASSIVE DORSIFLEXION RANGE OF MOTION

CAPÍTULO-5

DISCUSSÃO

A tensão muscular da barriga da perna (ou seja, diminuição da flexibilidade ou aumento da rigidez) está associada à diminuição da dorsiflexão do tornozelo e a várias outras queixas (Middleton e Kolodin, 1992). O nosso estudo foi realizado para examinar a eficácia da flexibilidade dos músculos da barriga da perna com alongamentos estáticos versus exercícios excêntricos em jovens adultos com flexibilidade limitada dos músculos da barriga da perna.

A análise dentro do grupo mostrou uma melhoria estatisticamente significativa na amplitude de movimento ativa e passiva no grupo A, que é o alongamento estático.

Para a dorsiflexão ativa, a média e o desvio-padrão no dia 1 foram de 6,80±1,056. Após 2 semanas de tratamento, verificámos um aumento significativo da média e do desvio padrão, ou seja, 8,15±1,04, respetivamente. Após o tratamento, ou seja, após 4 semanas de tratamento, a média e o desvio-padrão aumentaram para 9,85±1,26.

Para a dorsiflexão passiva, a média e o desvio-padrão no dia 1 eram de 7,35±0,08. Após 2 semanas de tratamento, verificámos um aumento significativo da média e do desvio-padrão, ou seja, 9,45±1,27, respetivamente. Após o tratamento, ou seja, após 4 semanas de tratamento, a média e o desvio-padrão aumentaram para 11,70±1,41.

O possível mecanismo pode ser o facto de o alongamento estático ter sido estabelecido como um meio eficaz de aumentar a ADM em torno da articulação do tornozelo e a flexibilidade muscular (Bandy et al, 1998). Este alongamento prolongado aumenta a flexibilidade muscular, permitindo assim que o fuso muscular se adapte ao longo do tempo e deixe de disparar. O alongamento passivo sustentado tira partido do reflexo miotático inverso, que promove o relaxamento muscular e, por conseguinte, permite um maior alongamento e ADM. Também controla o movimento, permitindo que o alongamento seja efectuado de forma segura, com um risco reduzido de lesão quando comparado com outros tipos de intervenção (Smith, 1994). Por outro lado, alguns testadores concluíram que o alongamento não tem qualquer efeito na prevenção de lesões. Avela et al (1999) sugeriram que a diminuição do reflexo H recuperava rapidamente e estava limitada apenas à duração do alongamento estático. Isto significa que uma diminuição do impulso excitatório das aferências Ia para os neurónios motores alfa diminui a excitação do pool de neurónios motores, possivelmente devido à redução da descarga em repouso dos fusos musculares através do aumento da complacência da unidade músculo-tendão. Fusos musculares menos responsivos podem resultar numa diminuição do número de

fibras musculares que são activadas mais tarde (Beedle et al, 2008).
Independentemente dos mecanismos subjacentes às melhorias da flexibilidade, os benefícios dos alongamentos e de uma flexibilidade adequada parecem ser reais. O próprio alongamento aumenta o fornecimento de sangue às articulações e aos músculos, ajudando a aquecê-los, o que melhora o desempenho funcional durante a prática desportiva e as actividades da vida diária (Savelberg e Meijer, 2003). Apesar de existirem provas substanciais que sugerem que os alongamentos realizados antes das actividades físicas podem diminuir o desempenho muscular (Behm, Bambury, Cahill e Power, 2004; Cramer et al., 2004; Cramer et al., 2007; Nelson, Guillory, Cornwell e Kokkonen, 2001), estes recomendam a prática regular de alongamentos estáticos devido ao seu efeito satisfatório na flexibilidade, tal como demonstrado no presente estudo. Tão importante como os alongamentos são as melhorias de flexibilidade adquiridas como resultado do treino de alongamentos. Do mesmo modo, uma flexibilidade muscular adequada parece diminuir o risco de lesões musculotendinosas (Cross e Worrell, 1999; Mahieu et al., 2006; Witvrouw et al., 2003). A flexibilidade também parece ter um papel importante na função muscular, melhorando os resultados de vários tipos de actividades (Shrier, 2004). De acordo com Ferreira, Teixeira-Salmela e Guimarães (2007) e LaRoche, Lussier e Roy (2008), o aumento da flexibilidade resultante do treino de alongamento a longo prazo melhora o desempenho muscular, o que, por sua vez, melhora a capacidade funcional.

Para a análise dentro do grupo do grupo B, que é o treino excêntrico, observou-se uma melhoria significativa na amplitude de movimento ativa e passiva.

Para a dorsiflexão ativa, a média e o desvio-padrão no dia 1 foram de 8,30±0,86. Após 2 semanas de tratamento, verificámos um aumento significativo da média e do desvio-padrão, ou seja, 10,40±1,14, respetivamente. Após o tratamento, ou seja, após 4 semanas de tratamento, a média e o desvio-padrão aumentaram para 11,90±1,16.

Para a dorsiflexão passiva, a média e o desvio-padrão no dia 1 foram de 8,80±1,005. Após 2 semanas de tratamento, verificámos um aumento significativo da média e do desvio padrão, ou seja, 11,30±1,129, respetivamente. Após o tratamento, ou seja, após 4 semanas de tratamento, a média e o desvio-padrão aumentaram para 13,50±1,235.

O possível mecanismo pode ser o facto de o treino excêntrico envolver o alongamento ativo da unidade músculo-tendão (Maffulli et al, 2008). As contracções excêntricas são utilizadas para desacelerar o movimento de um segmento corporal de uma velocidade mais elevada para uma velocidade mais lenta ou para parar o movimento de uma articulação já em movimento. Uma vez que o músculo se alonga em vez de se encurtar, a mudança relativamente recente na terminologia de contração muscular para ação muscular está a tornar-se mais comummente aceite (Nancy e Timothy, 2011). Em primeiro lugar, o treino excêntrico poderia aumentar esses sarcómeros em série, aumentando assim a complacência das fibras musculares (Lynn e Morgan, 1994). Em segundo lugar, o efeito do treino excêntrico pode levar ao aumento da força de tração e à hipertrofia do tendão. Em terceiro lugar, o efeito do componente de alongamento do treino excêntrico pode ter uma influência significativa sobre as características elásticas do tendão (Paschalis et al, 2007).

O mecanismo subjacente ao aumento da flexibilidade com a atividade excêntrica ao longo de toda a amplitude de movimento não é claro. O músculo esquelético tem um grande potencial de adaptação induzido pela contração excêntrica e as alterações morfológicas estão relacionadas com a adição de sarcómeros em série (Daniel N., 2007). A contração repetida (excêntrica) leva a rupturas e danos na membrana, o que leva a movimentos descontrolados de Ca+ e ao desenvolvimento de contratura localizada (J.E. Gregory,2002), o que pode ser uma razão para melhorar a flexibilidade da barriga da perna. No entanto, Keitaro Kubo et al, 2000; sugeriu que o alongamento diminuiu a viscosidade das estruturas do tendão, mas aumentou a elasticidade, ou seja, a rigidez do músculo. O alongamento estático resultou num aumento da flexibilidade devido a alterações nas propriedades viscoelásticas. Relacionaram o aumento resultante do comprimento do músculo com o comportamento viscoelástico, ou seja, este tipo de alongamento pode ajustar a sensibilidade posicional dos órgãos tendinosos de Golgi, afectando a componente elástica em série do músculo. (C. De Weijer et al, 2003).

Para a análise entre grupos, o treino excêntrico mostrou uma melhoria estatisticamente significativa na amplitude de movimento ativa e passiva, em comparação com o alongamento estático.

Relativamente à dorsiflexão ativa, a média no dia 1 foi mais elevada no grupo B (7,35) do que no grupo A (6,80). Após 2 semanas de tratamento, a média foi mais elevada no grupo B (9,45) do que no grupo A (8,15). Após 4 semanas de tratamento, a média foi mais elevada no grupo B do que no grupo A (9,85).

Relativamente à dorsiflexão passiva, a média no dia 1 foi mais elevada no grupo B (8,80) do que no grupo A (8,30). Após 2 semanas de tratamento, a média foi mais elevada no grupo B (11,30) do que no grupo A (10,40). Após 4 semanas de tratamento, a média foi mais elevada no grupo B (13,50) do que no grupo A (11,90).

A comparação dos valores pré-teste e pós-teste do ADFROM e PDFROM do tornozelo para os grupos mostra que há uma melhoria significativa em ambos os grupos. Assim, pode dizer-se que estas técnicas são eficazes individualmente na melhoria da flexibilidade do músculo da barriga da perna.

No resultado deste estudo, o DFROM do tornozelo foi significativamente maior após o alongamento estático e o treino excêntrico, em comparação com antes do alongamento. No entanto, a melhoria na flexibilidade dos músculos da barriga da perna foi maior em comparação com o alongamento estático. Os nossos resultados indicam que os aumentos na DFROM ativa e passiva do tornozelo obtidos com o treino excêntrico foram maiores do que com o alongamento estático.

Os possíveis mecanismos responsáveis pelo aumento do comprimento muscular após o alongamento não são completamente compreendidos (Weppler e Magnusson, 2010). As melhorias na ADM observadas após o treino de alongamento estático podem ser explicadas pelo facto de, no alongamento estático, haver uma grande possibilidade de aumentar o número de sarcómeros em série (comprimento muscular) devido a uma exposição mais longa às tensões geradas no grau específico de alongamento, que permanece constante (Bandy e Sanders, 2001). Para além disso, o alongamento aumenta a viscoelasticidade e diminui a rigidez dos tecidos musculares e conjuntivos (Halbertsma, Van Bolhuis, e Goken, 1996; Magnusson, Simonsen, Aagaard, e Kjaer, 1996), o que aumenta a extensibilidade muscular.

No entanto, muitos estudos (Ben e Harvey, 2010; Folpp, Deall, Harvey e Gwinn, 2006; Konrad e Tilp, 2014; Law et al., 2009) refutaram a existência de uma adaptação mecânica muscular após o alongamento estático. Em vez disso, afirmam que o que parece ser uma alteração mecânica na extensibilidade muscular é, de facto, apenas um aumento da capacidade sensorial de tolerar o desconforto associado ao alongamento de músculos tensos.

A magnitude do aumento da flexibilidade após o treino excêntrico parece ser clinicamente relevante e está de acordo com os aumentos observados após o alongamento estático.

Da mesma forma, o aumento da ADM de dorsiflexão (alteração média $= +6°$) relatado por Mahieu et al. é relativamente grande e, pelo menos, corresponde aos aumentos relatados após o alongamento estático. É mais difícil interpretar a relevância clínica dos aumentos na flexibilidade observados após o treino excêntrico, para além de notar que a flexibilidade aumentou significativamente em cada grupo muscular estudado, em graus variáveis. Embora seja provável que ambas as medidas de flexibilidade (ADM e FL) estejam fortemente correlacionadas, este facto ainda não foi claramente estabelecido, e o ângulo de penação das fibras musculares pode influenciar a relação. No entanto, o único estudo que examinou tanto a ADM como a flexibilidade demonstrou melhorias claras tanto na flexibilidade como na ADM após o treino excêntrico.

Outro estudo mostrou que não é possível estabelecer de forma conclusiva como os ganhos de flexibilidade observados após o treino excêntrico se comparam com os relatados para o alongamento estático. O único estudo nesta revisão que comparou o treino excêntrico e um programa de alongamento estático não observou qualquer diferença significativa entre eles, com ambos os grupos a demonstrarem aumentos grandes e clinicamente significativos na ADM. Dado o benefício adicional do treino excêntrico no desenvolvimento da potência e na prevenção de lesões.

Nelson (2006) referiu que o treino excêntrico (ganho=9,48°) através de uma amplitude de movimento completa melhorou a flexibilidade dos isquiotibiais do que os ganhos obtidos por um grupo de alongamento estático (ganho=5,05°) ou por um grupo de controlo (ganho=-1,08°), e os nossos resultados corroboram este facto.

Alguns estudos reconheceram os efeitos do alongamento dos músculos da barriga da perna (gastrocnémio e sóleo), observando as alterações resultantes na ADM da articulação do tornozelo. Gajdosik et al (2006) encontraram um aumento significativo na amplitude de movimento de dorsiflexão após 8 semanas de alongamento estático. Mahieu et al (2007) demonstraram que a dorsiflexão do tornozelo de indivíduos saudáveis aumentou após 6 semanas de treino excêntrico. Os dois estudos anteriores examinaram os efeitos dos alongamentos estáticos e excêntricos na flexibilidade, respetivamente.

LIMITAÇÕES

Este estudo sobre os efeitos dos alongamentos estáticos e do treino excêntrico na flexibilidade dos músculos da barriga da perna tem várias limitações.

1) Tamanho limitado da amostra; por conseguinte, os resultados devem ser tratados com precaução e deve ser efectuado um estudo de maiores dimensões.

2) No presente estudo, apenas foram utilizados jovens do sexo masculino, pelo que diferentes grupos etários poderão produzir resultados diferentes.

3) Não teve em conta as cargas ou o stress aplicado aos ligamentos do tornozelo e à volta dos músculos da barriga da perna.

CAPÍTULO-6

CONCLUSÕES

O resultado do estudo indica que o Grupo A, ou seja, os exercícios de alongamento estático, apresentou melhorias estatisticamente significativas na flexibilidade ativa e passiva do músculo da barriga da perna na análise dentro do grupo.

Da mesma forma, o Grupo B, ou seja, o treino excêntrico, também apresentou melhorias estatisticamente significativas na flexibilidade ativa e passiva do músculo da barriga da perna para a análise dentro do grupo.

Para a análise entre grupos, o Grupo B mostrou melhorias estatisticamente significativas na flexibilidade ativa e passiva dos músculos da barriga da perna, quando comparado com o Grupo A, ou seja, alongamentos estáticos em estudantes universitários do sexo masculino.

ÂMBITO FUTURO DO ESTUDO

• A duração do protocolo pode ser aumentada.

• O estudo pode ser efectuado com uma amostra de grandes dimensões.

• A comparação pode ser efectuada na população feminina.

• Serão necessários mais estudos, bem como um período de acompanhamento mais longo, para determinar qual o método mais eficaz.

REFERÊNCIAS

Aaltonen, S., Karjalainen, H., Heinonen, A., Parkkari, J., & Kujala, U. M. (2007). Prevention of sports injuries: systematic review of randomized controlled trials (Prevenção de lesões desportivas: revisão sistemática de ensaios clínicos aleatórios). *Archives of internal medicine*, *167*(15), 1585-1592.

Alfredson, H., & Lorentzon, R. (2000). Tendinose crónica do tendão de Aquiles. *Critical Reviews™ em Medicina Física e de Reabilitação*, *12*(2).

Alter, M. J. (2004). *Ciência da flexibilidade*. Human Kinetics.

Anderson, B., & Burke, E. R. (1991). Aspectos científicos, médicos e práticos do alongamento. *Clinics in sports medicine*, *10*(1), 63-86.

Aquino, C. F., Fonseca, S. T., Goncalves, G. G., Silva, P. L., Ocarino, J. M., & Mancini, M. C. (2010). Alongamento versus treinamento de força em posição alongada em indivíduos com músculos isquiotibiais tensos: um estudo controlado randomizado. *Manual therapy*, *15* (1), 26-31.

Avela, J., Kyrolainen, H., & Komi, P. V. (1999). Alterações da sensibilidade reflexa após alongamento muscular passivo repetido e prolongado. *Journal of Applied Physiology*.

Ayala, F., de Baranda, P. S., Croix, M. D. S., & Santonja, F. (2013). Comparação da técnica de alongamento ativo em homens com flexibilidade normal e limitada dos isquiotibiais. *Fisioterapia no Desporto*, *14*(2), 98-104.

Bandy WD, Sanders B 2001 Therapeutic Exercise: Techniques for Intervention. Filadélfia, Lippincott, Williams, and Wilkins.

Bandy, W. D., Irion, J. M., & Briggler, M. (1997). O efeito do tempo e da frequência do alongamento estático na flexibilidade dos músculos isquiotibiais. *Physical therapy*, *77*(10), 1090-1096.

Bandy, W. D., Irion, J. M., & Briggler, M. (1998). O efeito do alongamento estático e do treino dinâmico da amplitude de movimento na flexibilidade dos músculos isquiotibiais. *Journal of Orthopaedic & Sports Physical Therapy*, *27*(4), 295-300.

Beedle, B., Rytter, S. J., Healy, R. C., & Ward, T. R. (2008). O pré-teste de alongamentos estáticos e dinâmicos não afecta a força máxima. *The Journal of Strength & Conditioning Research*, *22*(6), 1838-1843.

Behm, D. G., Bambury, A., Cahill, F., & Power, K. (2004). Effect of acute static stretching on force, balance, reaction time, and movement time. *Medicine & Science in Sports & Exercise*, *36*(8), 1397-1402.

Ben M, Harvey LA 2010 O alongamento regular não aumenta a extensibilidade muscular: Um ensaio aleatório controlado. Scandinavian Journal of Medicine and Science in Sports 20: 136-144.

Chan, S. P., Hong, Y., & Robinson, P. D. (2001). Flexibilidade e resistência passiva dos isquiotibiais de jovens adultos utilizando dois protocolos de alongamento estático diferentes. *Scandinavian journal of medicine & science in sports, 11* (2), 81-86.

Cipriani, D., Abel, B., & Pirrwitz, D. (2003). A comparison of two stretching protocols on hip range of motion: implications for total daily stretch duration. *The Journal of Strength & Conditioning Research, 17*(2), 274-278.

Ciullo, J. V., & Zarins, B. (1983). Biomecânica da unidade musculotendinosa: relação com o desempenho atlético e lesões. *Clinics in sports medicine, 2*(1), 71-86.

Cole, G. K., van den Bogert, A. J., Herzog, W., & Gerritsen, K. G. (1996). Modelação da produção de força no músculo esquelético submetido a estiramento. *Journal of Biomechanics, 29*(8), 1091-1104.

Croxford, P., Jones, K., & Barker, K. (1998). Comparação inter-testes entre a estimativa visual e a medição goniométrica da dorsiflexão do tornozelo. *Physiotherapy Theory and Practice, 14*(2), 107-113.

Davis, D. S., Ashby, P. E., McCale, K. L., McQuain, J. A., & Wine, J. M. (2005). A eficácia de 3 técnicas de alongamento na flexibilidade dos isquiotibiais utilizando parâmetros de alongamento consistentes. *The journal of strength & conditioning research, 19*(1), 27-32.

De Weijer, V. C., Gorniak, G. C., & Shamus, E. (2003). The effect of static stretch and warm-up exercise on hamstring length over the course of 24 hours. *Journal of Orthopaedic & Sports Physical Therapy, 33*(12), 727-733.

De Weijer, V. C., Gorniak, G. C., & Shamus, E. (2003). The effect of static stretch and warm-up exercise on hamstring length over the course of 24 hours. *Journal of Orthopaedic & Sports Physical Therapy, 33*(12), 727-733.

De Weijer, V. C., Gorniak, G. C., & Shamus, E. (2003). The effect of static stretch and warm-up exercise on hamstring length over the course of 24 hours. *Journal of Orthopaedic & Sports Physical Therapy, 33*(12), 727-733.

DePino, G. M., Webright, W. G., & Arnold, B. L. (2000). Duração da flexibilidade mantida dos isquiotibiais após a interrupção de um protocolo de alongamento estático agudo. *Journal of athletic training, 35*(1), 56.

Ferreira, D. N., Labanca, J. L., Silva, M. F., Silva, A. F., dos Anjos, M. T., Pessoa, C. G., ... & Bittencourt, N. (2007, dezembro). Análise da influência do alongamento estático e do treinamento excêntrico na flexibilidade dos músculos isquiotibiais. In *ISBS- Conference Proceedings Archive*.

Ferreira, D. N., Labanca, J. L., Silva, M. F., Silva, A. F., dos Anjos, M. T., Pessoa, C. G., ... & Bittencourt, N. (2007, dezembro). Análise da influência do alongamento estático e do treinamento excêntrico na flexibilidade dos músculos isquiotibiais. In *ISBS- Conference Proceedings Archive*.

Folpp H, Deall S, Harvey LA, Gwinn T 2006 Can apparent increases in muscle extensibility with regular stretch be explained by changes in tolerance to stretch? Australian Journal of Physiotherapy 52: 45-50.

Ford, P., & McChesney, J. (2007). Duração da manutenção da ADM dos isquiotibiais após o término de três protocolos de alongamento. *Jornal de reabilitação desportiva, 16* (1), 18-27.

Gajdosik, R. L. (2006). Relação entre a idade e as propriedades passivas de um alongamento da dorsiflexão do tornozelo e o teste cronometrado de postura de uma perna em mulheres idosas. *Percetual and motor skills, 103*(1), 177-182.

Gajdosik, R. L. (2006). Relação entre a idade e as propriedades passivas de um alongamento da dorsiflexão do tornozelo e o teste cronometrado de postura de uma perna em mulheres idosas. *Percetual and motor skills, 103*(1), 177-182.

Halbertsma JPK, Van Bolhuis AI, Goeken LNH 1996 Sport stretching: Effect on passive muscle stiffness of short hamstrings. Archives of Physical Medicine and Rehabilitation 77: 688-692.

Harris ML. (1996) Flexibilidade. Physical Therapy. 49: 591-601.

Harvey, L., Herbert, R., & Crosbie, J. (2002). O alongamento induz aumentos duradouros na ADM da articulação? Uma revisão sistemática. *Physiotherapy Research International, 7*(1), 1-13.

Herbert, R. D., & Gabriel, M. (2002). Effects of stretching before and after exercise on muscle soreness and risk of injury: systematic review. *Bmj, 325*(7362), 468.

Hopper, D., Deacon, S., Das, S., Jain, A., Riddell, D., Hall, T., & Briffa, K. (2005). A mobilização dinâmica dos tecidos moles aumenta a flexibilidade dos isquiotibiais em indivíduos saudáveis do sexo masculino. *British journal of sports medicine, 39*(9), 594-598.

Hunter, G. R., McCarthy, J. P., & Bamman, M. M. (2004). Efeitos do treino de resistência em adultos mais velhos. *Sports medicine, 34*(5), 329-348.

Hutson, M. A. (Ed.). (1996). *Lesões desportivas: reconhecimento e gestão.* Oxford University Press, EUA.

Jang, H. J., Kim, S. Y., & Jang, H. J. (2014). Comparação da duração da flexibilidade muscular da panturrilha mantida após alongamento estático, treinamento excêntrico em superfície estável e treinamento excêntrico em superfícies instáveis em adultos jovens com aperto muscular da panturrilha. *Physical Therapy Korea, 21* (2), 57-66.

Johnson, E. G., Bradley, B. D., Witkowski, K. R., McKee, R. Y., Telesmanic, C. L., Chavez, A. S., ... & Zimmerman, G. J. (2007). Efeito de um programa de alongamento estático da unidade musculo-tendinosa da panturrilha na amplitude de movimento de dorsiflexão do tornozelo de mulheres idosas. *Journal of geriatric physical therapy*, *30*(2), 49-52.

Karas, M. A., & Hoy, D. J. (2002). A dorsiflexão compensatória do médio-pé no indivíduo com aperto da corda do calcanhar: implicações para o desenho de dispositivos ortopédicos. *JPO: Journal of Prosthetics and Orthotics*, *14*(2), 82-93.

Kisner, C., Colby, L. A., & Borstad, J. (2017). *Exercício terapêutico: fundamentos e técnicas*. Fa Davis.

Konrad A, Tilp M 2014 O aumento da amplitude de movimento após o alongamento estático não se deve a alterações nas estruturas musculares e tendinosas. Clinical Biomechanics 29: 636-642.

Kubo, K., Kanehisa, H., Kawakami, Y., & Fukunaga, T. (2001). Influência do alongamento estático nas propriedades viscoelásticas das estruturas do tendão humano in vivo. *Journal of applied physiology*, *90*(2), 520-527.

Law RY, Harvey LA, Nicholas MK, Tonkin L, De Sousa M, Finniss DG 2009 Os exercícios de alongamento aumentam a tolerância ao alongamento em doentes com dor musculoesquelética crónica: A randomized controlled trial. Physical Therapy 89: 1016- 1026.

LeVeau, B. F., Williams, M., & Lissner, H. R. (1992). *Williams & Lissner's biomechanics of human motion*. Saunders.

Lynn, R., & Morgan, D. L. (1994). A corrida em declive produz mais sarcómeros nas fibras do músculo vasto intermédio do rato do que a corrida em declive. *Journal of applied physiology*, *77*(3), 1439-1444.

Maffulli, N., Walley, G., Sayana, M. K., Longo, U. G., & Denaro, V. (2008). Treinamento excêntrico do músculo da panturrilha em pacientes atléticos com tendinopatia de Aquiles. *Disability and rehabilitation*, *30*(20-22), 1677-1684.

Magnusson SP, Simonsen EB, Aagaard P, Kjaer M 1996 Biomechanical responses to repeated stretches in human hamstring muscle in vivo. American Journal of Sports Medicine 24: 622-628.

Mahieu NN, Witvrouw E, Stevens V, Van Tiggelen D, Roget P 2006 Factores de risco intrínsecos para o desenvolvimento de lesões por uso excessivo do tendão de Aquiles: Um estudo prospetivo. American Journal of Sports Medicine 34: 226-235.

Malliaropoulos, N., Papalexandris, S., Papalada, A., & Papacostas, E. (2004). O papel do alongamento na reabilitação de lesões dos isquiotibiais: Acompanhamento de 80 atletas. *Medicina e ciência do desporto e do exercício*, *36*(5), 756-759.

Mason, D. L., Dickens, V. A., & Vail, A. (2007). Reabilitação de lesões nos isquiotibiais. *Base de dados Cochrane de revisões sistemáticas*, (1).

Middleton, J. A., & Kolodin, E. L. (1992). Plantar fasciitis-

heelpainin
atletas. *Journal of athletic training*, *27*(1), 70.

Middleton, J.   A.,   & Kolodin, E.   L. (1992).   Plantar   fasciitis-
heelpainin
atletas. *Journal of athletic training*, *27*(1), 70.

NELSON, A. G., GUILLORY, I. K., CORNWELL, A., & KOKKONEN, J. (2001). A inibição da produção de torque isocinético voluntário máximo após o alongamento é específica da velocidade. *The Journal of Strength & Conditioning Research*, *15*(2), 241-246.

Nelson, R. T. (2006). Uma comparação dos efeitos imediatos do treino excêntrico vs alongamento estático na flexibilidade dos isquiotibiais em atletas do ensino secundário e universitário. *Revista norte-americana de fisioterapia desportiva: NAJSPT*, *1* (2), 56.

Nelson, R. T. (2006). Uma comparação dos efeitos imediatos do treino excêntrico vs alongamento estático na flexibilidade dos isquiotibiais em atletas do ensino secundário e universitário. *Revista norte-americana de fisioterapia desportiva: NAJSPT*, *1* (2), 56.

Nelson, R. T., & Bandy, W. D. (2004). O treino excêntrico e o alongamento estático melhoram a flexibilidade dos isquiotibiais em rapazes do ensino secundário. *Journal of athletic training*, *39*(3), 254.

Nelson, R. T., & Bandy, W. D. (2004). O treino excêntrico e o alongamento estático melhoram a flexibilidade dos isquiotibiais em rapazes do ensino secundário. *Journal of athletic training*, *39*(3), 254.

Neumann, D. (2010). Kinesiology Of The Musculoskeletal System (Cinesiologia do sistema músculo-esquelético). St. Louis, Mo: Mosby.

Novacheck, T. F. (1998). A biomecânica da corrida. *Gait & posture*, *7*(1), 77-95.

O'Sullivan, K., Murray, E., & Sainsbury, D. (2009). O efeito do aquecimento, alongamento estático e alongamento dinâmico na flexibilidade dos isquiotibiais em indivíduos previamente lesionados. *BMC musculoskeletal disorders*, *10*(1), 1-9.

Parkkari, J., Kujala, U. M., & Kannus, P. (2001). Is it possible to prevent sports injuries? *Sports medicine*, *31* (14), 985-995.

Pope R, Herbert R, Kirwan J. A randomized trial of pre-exercise stretching for prevention of lower limb injury (Um ensaio aleatório de alongamentos pré-exercício para a prevenção de lesões nos membros inferiores). Med Sci Sports Exercise. 2000, 32: 271-7.

Pope, R., Herbert, R., & Kirwan, J. (1998). Effects of ankle dorsiflexion range and preexercise calf muscle stretching on injury risk in Army recruits.

Australian Journal of Physiotherapy, *44*(3), 165-172.

Power, K., Behm, D., Cahill, F. A. R. R. E. L. L., Carroll, M., & Young, W. A. R. R. E. N. (2004). Uma sessão aguda de alongamento estático: efeitos na força e no desempenho de saltos. *Medicine & Science in Sports & Exercise*, *36*(8), 1389-1396.

Rubini, E. C., Costa, A. L., & Gomes, P. S. (2007). Os efeitos do alongamento no desempenho da força. *Medicina desportiva*, *37*(3), 213-224.

Sady, S. P., Wortman, M. V., & Blanke, D. (1982). Flexibility training: ballistic, static or proprioceptive neuromuscular facilitation? *Archives of physical medicine and rehabilitation*, *63*(6), 261-263.

Samukawa, M., Hattori, M., Sugama, N., & Takeda, N. (2011). Os efeitos do alongamento dinâmico nas propriedades do tecido do músculo-tendão do flexor plantar. *Manual therapy*, *16*(6), 618-622.

Savelberg, H. H., & Meijer, K. (2003). Contribuição dos músculos mono e biarticulares para a extensão dos momentos articulares do joelho em corredores e ciclistas. *Journal of applied physiology*, *94*(6), 2241-2248.

Shrier, I. (2004). Does stretching improve performance?: a systematic and critical review of the literature. *Jornal Clínico de Medicina Desportiva*, *14*(5), 267-273.

Spernoga, S. G., Uhl, T. L., Arnold, B. L., & Gansneder, B. M. (2001). Duration of maintained hamstring flexibility after a one-time, modified hold-relax stretching protocol. *Journal of athletic training*, *36*(1), 44.

Sudhakar, S., & Kumar, G. M. (2016). Comparar os efeitos do alongamento estático e do treino excêntrico na flexibilidade dos isquiotibiais em atletas universitários do sexo masculino. *Revista Internacional de Fisioterapia e Terapia Ocupacional*, *2*(2), 39-44.

Takada, J. (1990). Teoria do desporto e da saúde para estudantes. *Kanagawa: Kogaku-Shuppan*.

Thacker SB, Gilchrist J, Stroup DF, et al. The impact of stretching on sports injury risk: a systematic review of the literature. Med Sci Sports Exerc 2004; 36:3718.

van Mechelen, W., Hlobil, H., Kemper, H. C., Voorn, W. J., & de Jongh, H. R. (1993). Prevention of running injuries by warm-up, cool-down, and stretching exercises. *The American journal of sports medicine*, *21* (5), 711-719.

Visnes, H., & Bahr, R. (2007). A evolução do treino excêntrico como tratamento para a tendinopatia patelar (joelho do saltador): uma revisão crítica dos programas de exercício. *British journal of sports medicine*, *41* (4), 217-223.

Wang, S. S., Whitney, S. L., Burdett, R. G., & Janosky, J. E. (1993). Flexibilidade muscular da extremidade inferior em corredores de longa distância. *Journal of Orthopaedic & Sports Physical Therapy*, *17*(2), 102-107.

Weldon, S. M., & Hill, R. H. (2003). A eficácia dos alongamentos na prevenção de lesões relacionadas com o exercício: uma revisão sistemática da literatura. *Manual therapy*, *8* (3), 141-150.

Weppler CH, Magnusson SP 2010 Aumentar a extensibilidade muscular: Uma questão de aumentar o comprimento ou modificar a sensação? Fisicterapia 90: 438-449.

Witvrouw, E., Lysens, R., Bellemans, J., Cambier, D., & Vanderstraeten, G. (2000). Factores de risco intrínsecos para o desenvolvimento de dor anterior no joelho numa população atlética: um estudo prospetivo de dois anos. *The American journal of sports medicine*, *28*(4), 480-489.

Yamaguchi, T., & Ishii, K. (2005). Efeitos do alongamento estático durante 30 segundos e do alongamento dinâmico na potência de extensão da perna. *The Journal of Strength and Conditioning Research*, *19*(3), 677-683.

Yamamoto, T. (1996). Significado da flexibilidade na prevenção de lesões e na melhoria do desempenho desportivo. *Training Journal*, *196*, 84-87.

Yeung, E. W., & Yeung, S. S. (2001). Uma revisão sistemática das intervenções para prevenir lesões nos tecidos moles dos membros inferiores durante a corrida. *British Journal of Sports Medicine*, *35*(6), 383-389.

ANEXO
ANEXO-1
APROVAÇÃO ÉTICA

Department of Human Genetics
GURU NANAK DEV UNIVERSITY, AMRITSAR-143 005 (India)
ਹਿਊਮਨ ਜਨੈਟਿਕਸ ਵਿਭਾਗ
ਗੁਰੂ ਨਾਨਕ ਦੇਵ ਯੂਨੀਵਰਸਿਟੀ, ਅੰਮ੍ਰਿਤਸਰ-143 005

(Established by the State Legislature Act No. 21 of 1969)
(Accredited at "A++" grade (highest level as per modified criteria) by NAAC and conferred
"University with Potential for Excellence" status by UGC)

ਨਿਯ No _166_ /HG
ਮਿਤੀ/Dated _37/2/2019_

TO WHOM IT MAY CONCERN

This is to certify that the Institutional Ethics Committee of Guru Nanak Dev University, Amritsar, in its meeting held on 27.9.2019, reviewed the following synopses with confirmation of the proceedings on 27.9.2019:

1. M.P.T (Ortho)-Sem-1 dissertation synopsis "Efficiency of Suboccipital and Sternocleidomastoid release technique in cervicogenic headache" submitted by Baljeet Kaur (Supervisor: Ms. Sandeep Kaur, Department of Physiotherapy, Guru Nanak Dev University, Amritsar)

2. M.P.T (Ortho)-Sem-1 dissertation synopsis "Effect of eccentric exercise and static stretching in improving the calf muscle flexibility in University male students" submitted by Mr. Dwarikanath Rout (Supervisor: Ms. Sandeep Kaur, Department of Physiotherapy, Guru Nanak Dev University, Amritsar)

3. M.P.T (Ortho)-Sem-1 dissertation synopsis "Efficiency of core stability exercise on physioball versus trunk balance exercise for non- specific chronic low back pain" submitted by Mr. Kumar Vikram (Supervisor: Ms. Sandeep Kaur, Department of Physiotherapy, Guru Nanak Dev University, Amritsar)

4. M.P.T (Ortho)-Sem-1 dissertation synopsis "Prevalance of lower crossed syndrome in female collegiate students" submitted by Ms. Manisha Langeh (Supervisor: Ms. Sandeep Kaur, Department of Physiotherapy, Guru Nanak Dev University, Amritsar)

5. M.P.T (Ortho)-1 dissertation synopsis "Effect of neurodynamic sliding technique on bilateral hamstring flexibility and balance in normal elderly population" submitted by Ms. Sanchika Roy (Supervisor: Ms. Sandeep Kaur, Department of Physiotherapy, Guru Nanak Dev University, Amritsar)

The committee cleared the above M.P.T (Ortho)-Sem-1 dissertation synopses of Baljeet Kaur, Mr. Dwarikanath Rout, Mr. Kumar Vikram, Ms. Manisha Langeh and Ms. Sanchika Roy from all ethical aspects

Prof. (Dr.) Badaruddoza
Member Secretary
Institutional Ethics Committee
Guru Nanak Dev University
Amritsar

Phones 0183-2258802-09 2450601-14   Extn. 3452, 3445

Anexo -2
CONSENTIMENTO INFORMADO

ID/o S/o

R/o

Voluntário para participar no estudo **"To Compare the Effectiveness of Eccentric Exercise and Static Stretching in Improving the Calf Muscle Flexibility in University Male Students" (Comparar a eficácia do exercício excêntrico e do alongamento estático na melhoria da flexibilidade muscular da barriga da perna em estudantes universitários do sexo masculino), realizado** pelo Sr. Dwarikanath Rout, MPT (Ortopedia), sob a supervisão da Sra. Sandeep Kaur, Department of Physiotherapy, Guru Nanak Dev University.

Fui informado(a) sobre a natureza da investigação e ofereci-me como voluntário(a) com pleno conhecimento do procedimento. As informações prestadas são verdadeiras.

Datado:

Local:

Nome:

Assinatura:

Assinatura do investigador:

ANEXO-3
FORMULÁRIO DE RECOLHA DE DADOS
NOME:
DATA:
IDADE:
GÉNERO:
ALTURA:
PESO:
ENDEREÇO:

ESCALAS	DIA 1	2ND SEMANA PÓS-INTERVENÇÃO	4TH SEMANA PÓS-INTERVENÇÃO
ACTIVO DORSIFLEXÃO GAMA DE MOVIMENTO			
PASSIVO DORSIFLEXÃO GAMA DE MOVIMENTO			

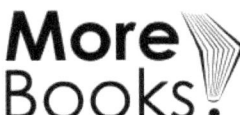
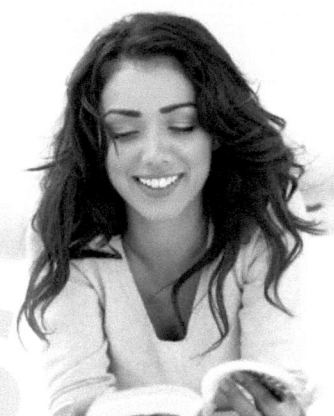

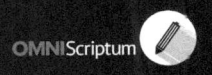

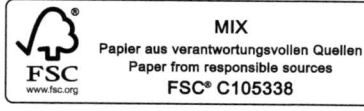

Printed by Books on Demand GmbH, Norderstedt / Germany